Zum Buch:

Joe Hammond fällt einfach hin.
Nach einem halben Jahr Ungewissheit und einer Odyssee der Arztbesuche bekommt Joe Hammond die Diagnose: Er leidet an der Motoneuron-Krankheit – eine zum Tode führende Erkrankung des motorischen Nervensystems.
Und er weiß: Er hat nicht mehr viel Zeit, er wird die Kontrolle über seinen Körper, er wird sein Leben verlieren. Und die Menschen, die er am meisten liebt, verlieren ihn.
Vom anfänglichen Stolpern bis zur fortgeschrittenen Bewegungsunfähigkeit nimmt uns Joe Hammond mit auf seine letzte Reise: Taumeln, hinfallen, auseinanderfallen. Mit tieftraurigem Humor beschreibt er, wie es ist, sich der eigenen Vergänglichkeit so radikal bewusst zu werden und dabei das Leben zu lieben wie nie zuvor.

Zum Autor:

JOE HAMMOND war Autor und Dramatiker. Sein Stück »Where the Mangrove Grows« – ein Stück über Kindesvernachlässigung – wurde 2012 in London uraufgeführt. Ende 2017 erhielt Joe Hammond die Diagnose, an der Motoneuron-Krankheit zu leiden, an der er im November 2019 starb. »Eine kurze Geschichte vom Fallen« ist Gill, seiner Frau, und ihren gemeinsamen Söhnen Tom und Jimmy gewidmet.

Joe Hammond

Eine kurze Geschichte vom Fallen

Was ich beim Sterben über das Leben lernte

Aus dem Englischen von
Ulrike Wasel und Klaus Timmermann

HarperCollins

Die Originalausgabe erschien 2019 unter dem Titel
A Short History of Falling. Everything I Observed About Love Whilst Dying
bei 4th Estate, einem Imprint von HarperCollins UK.

1. Auflage 2021
© 2019 by Joe Hammond
Deutsche Taschenbucherstausgabe
© 2020 für die deutschsprachige Ausgabe
by HarperCollins in der
Verlagsgruppe HarperCollins Deutschland GmbH, Hamburg
Umschlaggestaltung von Jo Walker & E Cousins, Deborah Kuschel
Gesetzt aus der Stempel Garamond
von GGP Media GmbH, Pößneck
Druck und Bindung von CPI books GmbH, Leck
Printed in Germany
ISBN 978-3-7499-0118-0
www.harpercollins.de

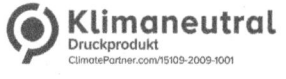 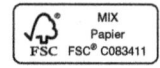

für Gill, Tom & Jimmy

Inhalt

Stürze

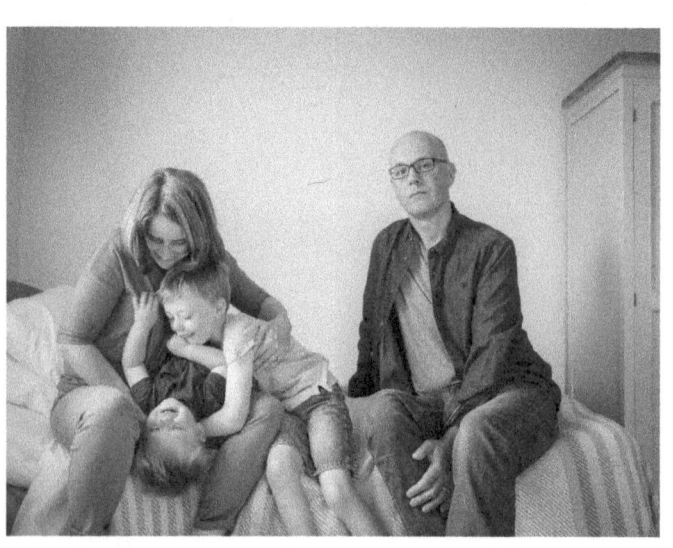

Wenn ich nur aufhören könnte umzufallen, wäre dieses Buch lustiger. Ich bin ein großer Mann, und so allmählich verursache ich einen ziemlichen Flurschaden. Soeben habe ich einen Küchenschrank demoliert, und vor zwei Wochen habe ich mir auf dem Schlafzimmerboden die Schulter ausgekugelt. Kürzlich bin ich in das leere Kinderbett meines Sohnes gefallen, aber das war eine eher friedliche Erfahrung. Die Bettseiten klappten nach innen und umhüllten mich mit einem feinen, weichen, weißen Netz. Angesichts dessen, wie gefährdet ich im Moment bin, fühlte sich das okay an. Ich beschloss, liegen zu bleiben, und schaute mich um. Alles war still. Am liebsten wäre ich eingeschlafen, doch dann kam mein älterer Sohn – mein Sechsjähriger – herein.

Wenn andere in der Nähe sind und ich mal hierhin, mal dorthin kippe, wirkt das fast ballettartig – wie eins von diesen Vertrauensspielen, bei dem eine Person sich mit vor der Brust verschränkten Armen rückwärts fallen lässt, um von anderen aufgefangen zu werden. Aber oft bin ich eben allein oder außer Reichweite, und ein Sturz aus einem Meter neunzig Höhe dauert ganz schön *lange*. Oder fühlt sich zumindest so an. Es kommt mir vor, als hätte ich in diesem stillen Moment kurz vor dem Aufschlag reichlich Zeit, um nachzudenken und wahrzunehmen und mir Sorgen zu machen. Und das ist ziemlich beängstigend. Allein schon, die Langsamkeit meines Fallens zu beobachten und sowohl einen Landeplatz als auch einen Teil meines Körpers auszuwählen, der den Aufprall am ehesten verkraften kann. Und wenn ich dann auf den Boden pralle oder auf irgendwas anderes, während ich Richtung Boden unterwegs bin, ist das nie komisch oder amüsant. Nie ein lustiger Augenblick, über den ich am nächsten Tag schreiben möchte. Letzte Woche bin ich in der Dusche gestürzt und habe mir den Kopf aufgeschlagen. Und ich lag einfach nur da. Denn wenn ich hingefallen bin, kann ich meine Arme nicht benutzen, um mich wieder hochzustemmen. Ich lag da, gestrandet und seifig auf dem weißen Fliesenboden, während das Wasser herabprasselte und sich um mich herum rosa färbte. Und meine Frau kam hereingestürmt wie eine Greenpeace-Aktivistin, die das Abschlachten von Seehunden verhindern will.

Ich nähere mich dem Punkt, an dem ich mich dieser Stürze als Wohlfühlmomente erinnern werde. Aus einem Rollstuhl oder einem Patientenlifter oder einem Krankenbett heraus werde ich diese Anfangsphase der Motoneuron-Krankheit als eine Zeit der Freiheit betrachten. Eine Zeit, in der Hinfallen oder Stolpern oder Stürzen noch möglich war. Denn ich kann meine Finger tief in meine Oberschenkel drücken, glatt durch die Stellen hindurch, wo mal Muskeln waren, bis ich die Sehnen spüre, als würde so etwas wie die Substrukur meiner selbst hervortreten. Und das ist kein besonders gutes Zeichen, aber es ist nicht alles. Es ist nur der Körper. Dieses Buch ist alles – die Erfahrung meines Körpers, der sich verändert und dahinschwindet. Die Erfahrung, mich von den Menschen, die ich liebe, zu verabschieden. Ich habe Angst – das weiß ich. Aber es fühlt sich seltsam okay an. Und auch überraschend. Ich werde Ihnen davon erzählen. Ich werde die Geschichte meines Endes erzählen, zumindest bis zu dem Punkt, ab dem ich nicht mehr dazu in der Lage sein werde.

Das erste Anzeichen bemerkte ich vor ungefähr fünfzehn Monaten. Es war das Gefühl, als würde ein weiches Kaugummi unter meiner Fußsohle kleben. Füße fühlen sich größer an, wenn sie nicht richtig angehoben werden können. Mein großer Zirkusclownfuß und das alberne klatschende Geräusch, wenn ich rannte, um den Bus zu erwischen. Und vielleicht hätte ich das beheben können, wenn ich einen Faden um meinen rechten großen Zeh gebunden hätte. Aber wo hört man mit so was auf? Wie sehr kann man sich zur Marionette machen?

Ich ging wie ein Passagier im Gang eines Flugzeugs bei leichten Turbulenzen. So, wie jemand geht, kurz bevor das Anschnallzeichen wieder aufleuchtet – bei mittelstarken Turbulenzen während eines Flugs. Aber eben nicht in einem Flugzeug, sondern auf ebener Erde. Auf dem Weg, mir ein Sandwich zu machen oder die Zähne zu putzen. Einfach nur beim Gehen. Die Handflächen nach unten gedreht, als wollte ich mich an den Kopfstützen nichtexistierender Sitze festhalten.

Das erste Mal fiel ich hin, als ich Tom zur Schule brachte. Wir hatten unterwegs etliche Mütter mit ihren Kindern getroffen, es war ein fröhlicher Anlass. Ich ging näher an den Bürgersteigrand, um unseren Kreis zu erweitern und mit dieser Phalanx von Müttern zu plaudern. Aber als ich den rechten Fuß aufsetzte, spürte ich nur den äußersten Rand des Bordsteins. Ich hatte mehr Widerstand erwartet. Und der Rest meines Fußes kippte von der Gruppe weg. Nicht von einem Klippenrand, von einer Bordsteinkante, aber irgendwie fiel ich immer weiter. Keines meiner Beine versuchte, mich abzufangen, als wären beide zu höflich, um sich als Erstes in Bewegung zu setzen. Also kippte ich der Länge nach um und landete zwischen zwei parkenden Autos. Etwa fünf oder sechs Kinder, Tom eingeschlossen, und etliche Mütter musterten mich. Irgendwas an der Choreografie war irritierend – ich glaube, das spürten wir alle. Nach kurzem Zögern fingen die meisten von uns an zu lachen. Und dann stand ich auf, und wir lachten noch ein bisschen mehr. Als wir uns das nächste Mal trafen, lachten wir erneut darüber.

Aber Tom lachte am wenigsten. Er war nicht sonderlich beunruhigt, er fand es einfach nicht lustig. Seitdem hat er so einige Stürze miterlebt. Vor ein paar Wochen war er bei einer Freundin, als die sich die Schilderung eines Sturzes ihrer Tante anhörte und dann meinte, Erwachsene machen so was nicht. Mein Sohn belehrte sie prompt eines Besseren. Es war eine sachlich falsche Behauptung, und die erkennt er immer auf Anhieb.

Das nächste Mal fiel ich hin, als ich versuchte, einen Toaster pantomimisch darzustellen. Genau genommen hatte es in der Zwischenzeit schon andere Stürze gegeben, aber nichts Verhängnisvolles. Nichts, was mir in Erinnerung geblieben wäre. Mittlerweile wohnten wir in Portugal, wo die Fliesenböden wahnsinnig glatt sind, also völlig ungeeignet für einen Mann, der zu Stürzen neigt. Und das war nur ein Teil des Abenteuers. Ein neues Leben auf Hochglanzböden. Diesmal fiel ich hin und knallte mit dem Hinterkopf gegen einen Heizkörper. Tom und der damals knapp ein Jahr alte Jimmy saßen nach dem abendlichen Bad in Handtücher gewickelt auf Toms Bett. Tom hatte gerade meine Waschmaschine erkannt, und es waren noch weitere Küchengeräte sowie ein Staubsauger im Spiel gewesen. Bei dem Toaster kippte ich um, weil mein linkes Bein eine Hebung schaffte, die mein rechtes nicht hinbekam. Es lief auf eine Art abgeknickte Rückwärtsrolle hinaus, und als ich mit dem Kopf aufprallte, ertönte aus den Rohren ein dumpfes vibrierendes Scheppern, das uns alle erschreckte. Ich lag auf dem Rücken, den Kopf von dem Stahlkissen unangenehm nach vorne gedrückt. Nach einigen Augenblicken fing erst Jimmy an zu weinen, dann Tom. Ich schaute zu ihnen hinüber. Sah ihre Tränen. Ihre zerknautschten Gesichter. Ein näselnder Klang ertönte, wie zwei miteinander verbundene Luftschutzsirenen, und es schien, als würde er durch ihre Ohren nach außen gequetscht.

Was ist demütigender als der fehlgeschlagene Versuch herumzukaspern? Kaum etwas bringt mich dem Gefühl, erledigt zu sein, so nahe wie der Gedanke, nicht mehr der Clown sein zu können. Es hängt viel davon ab, einen Toaster nachahmen zu können. Ich glaube, ich habe nie länger als fünf Minuten mit jemandem verbringen wollen, der nicht irgendwie in der Lage ist, ein Clown zu sein. Und meine Verlustgefühle sind immer dann am stärksten, wenn diese Gelegenheiten für mich unerreichbar sind. Wenn ich mir nicht im Stil eines Kamels die Zähne putzen kann. Oder wenn ich morgens angezogen werde und nicht mehr in der Lage bin, meinen abgelegten Pyjama nach meinen Kindern zu schmeißen.

Ich habe festgestellt, dass Tränen durch fast nichts so schnell ausgelöst werden wie durch ein unerwartetes Geräusch. So war das mit mir als Toaster und dem tiefen Dröhnen des Heizkörpers, aber auch, als ich die Besteckschublade in der Küche zertrümmerte. Ich war schwächer geworden, aber nicht willens, meine Rolle als Koch des Hauses aufzugeben. In der Küche musste ich mich an der Arbeitsplatte festhalten, um aufrecht zu stehen. Es war also alles ziemlich schludrig, ein bisschen verzweifelt. Ich hackte eine Zwiebel, indem ich ein Messer nach ihr warf, oder ich schmiss einen benutzten Löffel aus sechs Metern Entfernung in die Spüle. An diesem Tag war ich besonders kraftlos. Wir hatten Gäste, und ich hätte um Hilfe bitten sollen. Ich weiß noch, dass ich mir nicht mal die Mühe machte, das Besteck abzuzählen. Ich schaufelte es einfach aus der Schublade, die ich offen stehen ließ, und drehte mich zum Esstisch um. Das hätte ich nicht tun sollen. Ich hätte mich nicht so sorglos bewegen sollen.

Aber ich verteilte die nötige Menge Besteck auf dem Tisch, und als ich mich mit den überschüssigen Messern und Gabeln wieder zu der Schublade umdrehte, blieb die Gummisohle meines linken Joggingschuhs auf dem glänzenden Fliesenboden haften, und mein rechter spastischer Fuß verhakte sich an meinem statischen linken Knöchel. Ich hatte den Kipppunkt erreicht, und meine Beine konnten mich unmöglich retten. In dieser Phase meiner Erkrankung wurde mein Oberkörper weniger von den Beinen als vielmehr von einem knarrenden Korsett aus massiven viktorianischen Stahlstäben getragen. Ich wusste, dass ich fiel. Das ist passives Wissen. Das Wissen, dass es passieren wird; das Wissen, dass ich es nicht verhindern kann. In einem Zeichentrickfilm würde ich in dieser Position vor mich hin pfeifen und auf die Uhr gucken. Doch tatsächlich schätzte ich in dem Moment meine komplette »Arme ausgestreckt«-Länge ab, meine Entfernung zur Besteckschublade, die fixierte Position meiner Füße – und ich rechnete mir aus, dass sich meine Hände genau zu dem Zeitpunkt, an dem mein Körper einen Winkel von fünfunddreißig Grad zum Boden eingenommen hätte, parallel zur Schublade befinden würden. Meine Berechnung stimmte: Genau dort waren meine Hände tatsächlich. Nicht einkalkuliert hatte ich jedoch die beträchtliche Geschwindigkeit, mit der meine Hände durch die Luft sausen würden. Meine oberen Gliedmaßen krachten durch die geöffnete Schublade, bevor ich Gabeln, Messer und Löffel auf ihre jeweiligen Fächer verteilen konnte, und rissen Schublade inklusive Inhalt mit mir zusammen nach unten. Das Ganze erinnerte stark an Filmsimulationen der Kollision eines Asteroiden mit der Erde, die das Zeitalter der Dinosaurier beendete.

Meine Rolle als Koch des Hauses begann vor sechzehn Jahren. Ich kannte Gill erst seit einer Woche, daher lebten wir zu der Zeit noch nicht zusammen. Ich war in ihrer Wohnung, versuchte, sie beim Kochen in der Küche zu beobachten. Ich wusste nicht, was ich machen sollte, und war ein wenig nervös. Ein wenig angespannt. Ich hörte Geklapper und Geschepper und bezog einen besseren Beobachtungsposten. Ich erinnere mich an das freudige Gefühl, das ich empfand, als ich Gill dann durch den Türrahmen hindurch beobachtete. Sie hatte eine geöffnete Dose Thunfisch in der Hand und versuchte, den Inhalt herauszubekommen. Sie stieß die Dose mit der Öffnung nach unten, so wie man versuchen würde, sehr zähflüssigen Ketchup aus einer Flasche zu schütteln, wenn man nicht weiß, dass es effektiver ist, mit der flachen Hand auf den Flaschenboden zu schlagen. Sie gab sich wirklich Mühe. Und ich habe noch gut in Erinnerung, wie sie immer wieder mit zunehmender Verzweiflung ruckartig die Hand senkte. Diese wiederholte, verbissene, hoffnungslose, vergebliche, betörende, schöne Bewegung ihres Armes durch die Luft.

Es ist schwer, die Verluste von Moment zu Moment zu leben, sie zu akzeptieren, wenn sie eintreten, Teile des eigenen Selbst widerstandslos herzugeben, als würde man für einen Schwarm Tauben Vogelfutter ausstreuen.

Als ich rücklings auf dem glänzenden Fliesenboden lag, staunte ich über die schiere Menge an Metall und Krümeln, die in eine einzige Besteckschublade passt. Ich war in einer Drehbewegung, als ich auf die Schublade fiel, sodass meine Hände und Unterarme die Schublade seitlich trafen und der Aufprall mich vollends herumriss. Ich konnte nicht genau sehen, was da alles um mich herumlag, aber das Geräusch von fallendem Metall dauerte an, wie Hagel, der auf ein Oberlicht prasselt. Und ich lag mit ausgestreckten Armen auf diesem Meer aus Stahl und Schmutz. Eine Freundin und ihre Schwester waren zu Besuch, und sie sprangen beide auf, packten meine Arme und zogen mich in eine unwesentlich würdevollere Sitzposition. Direkt vor mir standen Tom und Jimmy nebeneinander. Der eine knapp über einen Meter groß, der andere noch zwei Köpfe kleiner. Ihre Lippen fingen an, sich zu bewegen – vier rosa Raupen, die wogend über ein Blatt kriechen. Ich saß in den Trümmern auf dem Hintern und sah, wie ihre Gesichter sich verzogen und sie wieder anfingen, Sirenengeheul aus ihren Ohren zu quetschen. Sobald die beiden Schwestern mich hochgewuchtet hatten, hoben sie die Sachen vom Boden auf. Das war ein Job, den ich unbedingt selbst erledigen wollte. Ich wollte da unten knien. Alles wieder einsortieren. Die Löffel in ihr Fach, die Gabeln, die Messer. Den Stampfer, die Presse, die Klopfer, die Hacker. Die Zangen, die Flaschenverschlüsse, die Spieße, die Öffner. Und dann Kehrblech und Handfeger für all den angesammelten Staub und Schmutz.

In meiner Kindheit träumte ich vom Fallen. Viele Jahre lang ging es in diesem schlichten Traum lediglich um ein Streichholz oder eine Murmel oder andere Kleinteile. Da waren nur ich und diese in der Luft schwebenden kleinen Dinge. Es erinnerte an die sehr schöne Kinderserie aus den 1980ern namens *Button Moon*, die von Mr. Spoon und seinen Freunden in einem Krimskrams-Universum handelte. Meine eigene Version war nicht ganz so bezaubernd. Es gab keinen Untergrund, keine Umwelt, nur diese Gegenstände, und in dem Traum konzentrierte ich mich stets auf diese kleinen Dinge. Meine Hände waren da, und meine Aufgabe bestand darin, nichts herunterfallen zu lassen. Und das war wirklich das Entscheidende – nichts durfte herunterfallen. Denn wenn das passierte, würde alles zu Ende gehen.

Nachts hörte ich meine Eltern oft streiten. Es war dunkel draußen. Und wenn du ein älteres Kind bist, drehst du die Musik laut, oder du reißt die Tür auf, brüllst irgendetwas nach unten und knallst die Tür wieder zu. Aber wenn du jung bist – oder sehr jung – scheint nichts von dir getrennt zu sein. Geräusche lassen sich auf der Haut nieder und werden absorbiert, als wären sie deine eigenen, als wären diese Probleme deine eigenen.

Ich hatte diesen Traum nahezu unverändert viele Jahre lang. Immer dieselbe Aufgabe – die Welt bewahren. Ich denke, der Druck, unter dem ich stand, war ähnlich groß wie bei einem Bombenentschärfer, der aus irgendeinem Grund gezwungen wäre, seine Arbeit als

Kind auszuführen. Und natürlich fiel in diesem Traum irgendwann immer etwas herunter, und dann erwachte ich in der Gewissheit, dass absolut nichts von der Welt übriggeblieben war.

Als meine Beine schwächer wurden und mein rechtes spastisches Bein sich allmählich versteifte, stellte ich erfreut fest, dass ich mein Gleichgewicht verbessern konnte, wenn ich mit einem Buch auf dem Kopf herumlief. Tom hatte ein Paddington-Bär-Buch, mit dem das am besten ging. Es war hart und schwer und quadratisch, und mit dem Buch schien ich mir meiner Bewegungen bewusster zu sein. Weniger sturzgefährdet. Es war die Geschichte von Paddingtons Reise aus dem dunkelsten Peru, seiner Ankunft am Bahnhof Paddington und seinem Einzug bei Mr. und Mrs. Brown. Ich machte diese Entdeckung etwa einen Monat, nachdem ich meine Diagnose erhalten hatte. Ungefähr um diese Zeit begannen meine Arme, sich spontan dem Schweregefühl in meinen Beinen anzupassen. Ich machte größere Schritte und fing an, bewusst die Arme zu strecken und bei jeder Bewegung auszuatmen. Die Inspirationsquelle dafür waren ein paar Tai-Chi-Stunden, die ich mal genommen hatte, aber es fühlte sich an wie eine Eigenkreation. Oder vielleicht wie eine Evolution zum Gliederfüßer.

Ich mochte diese Zeit. Ich war mir meines Körpers bewusster als je zuvor in meinem Leben. Ich wollte meinen Körper spüren und in ihm sein, weil ich wusste, dass ich dabei war, ihn zu verlieren. Wenn ich an diese

Zeit denke, frage ich mich oft, wie es wohl weitergegangen wäre, wenn ich nicht mit einem Bein am Träger einer Tasche hängen geblieben wäre, die ich auf dem Boden im Schlafzimmer abgestellt hatte. Ein Teil von mir wünschte, ich hätte beschlossen, mit dem Gesicht aufzuschlagen statt mit der Schulter, weil ich später befand, dass die Verletzung meiner Schulter gewisse Aspekte der Krankheit beschleunigte. Aber ich denke, dieser Sturz verursachte lediglich einen Knick in der Entwicklungskurve meines Körpers. Eine gefühlte Beschleunigung, vielleicht auch eine leichte tatsächliche, aber im Grunde unwesentliche Beschleunigung. Das jähe Ende dieser fruchtbaren Periode führte dazu, dass ich mein kurzes Leben als Insekt mythologisierte. Mehr nicht.

Denn in Wahrheit verschlechterte sich mein Zustand auch in dieser Phase. Ich hielt mich einfach nur an dem Gedanken fest, dass dem nicht so war. Ich denke, der Sturz begrub eine Hoffnung, aber er begrub nicht alle Hoffnung. Das kreative Leben wird schwerer und dunkler und realer. Aber das Leben ist nicht schlechter, als es vorher war. Es hat nicht weniger Wert. Es ist nicht weniger interessant. Ganz und gar nicht. Während ich schwächer werde, weniger an der Welt teilhabe oder weniger teilhabe an dem, was ich liebe, weniger teilhabe am Leben meiner Familie, kann ich die Grenzen dieser Teilhabe mit fantastischer Klarheit sehen. Ich kann mich dagegenlehnen, einen Arm über die Kante baumeln lassen, mit den Fingern über den Rand fahren. Und genau da bin ich.

Jetzt registriere ich mitunter weniger die Stürze als vielmehr die Tatsache, dass ich schon eine Weile nicht mehr gestürzt bin. Diese Normalisierung nimmt gerade Form an. Letzte Woche habe ich einen von diesen alltäglichen Stürzen hingelegt. Auf dem Weg aus der Küche blieb ich mit meiner Sandale in einer kaputten Fliesenfuge hängen. An meinen Handgelenken waren Krücken befestigt, und als ich durch die Tür fiel, verhielten sich mein Körper und beide Arme wie drei beleibte Gestalten, die versuchen, sich vorzudrängeln. Ich spürte sehr viel Drängelei zwischen diesen verschiedenen Bestandteilen meines Körpers. Der Schwung katapultierte meinen Torso vor den anderen zwei Dicken hinaus. Meine Arme folgten steif nach hinten gestreckt. Während diese drei Hornochsen, aus denen mein Körper bestand, durch die Tür polterten, landete mein Kinn zuerst auf dem Boden. Aufgrund der Anordnung meines Körpers wurden meine Schultern nach außen gedrückt, und meine Handflächen landeten klatschend rechts und links. Eine Krücke war noch immer schmerzhaft an mein Handgelenk gebunden und fesselte mich an den Boden. Mein Körper vermittelte mir so den Eindruck, als sei ich von einem kräftigen Polizisten festgenommen und zu Boden gepresst worden. Zunächst unternahm ich keinerlei Bewegungsversuche. Nicht, weil ich mich ernsthaft verletzt hatte, sondern eher wegen des Gefühls tiefer Bestürzung angesichts der Notwendigkeit, mir etwas einfallen zu lassen, um mich vom Boden wieder hochzubekommen.

Ich habe bereits das Sirenengeheul meiner Kinder beschrieben, nachdem sie einen meiner Stürze mit ansahen. Dieser Sturz nun lieferte einen weiteren Beweis für die Veränderung auf der Skala von Entsetzen zu Langeweile. Aus Jimmys Ohren entwich ein kurzer Laut der Verunsicherung, aber nicht so wie bei den vorangegangenen Vorfällen, und von Tom kam gar nichts. Sie waren daran gewöhnt. Daddy war nun schon des Öfteren auf dem Boden gelandet, und der Laut, den Jimmy diesmal von sich gab, war in etwa mit dem kurzen wichtigtuerischen Aufjaulen einer Polizeisirene zu vergleichen, bei dem man sich fragt, was das eigentlich soll. Ich glaube, Jimmy besann sich schnell eines Besseren und fuhr damit fort, unsere diversen Recycling-Behälter zu leeren. Gill wollte mir aufhelfen, aber ich sagte, das wäre erst mal nicht nötig, und schlug vor, während ich auf den Teppich sabberte, sie sollte die Fischstäbchen fertig braten. Tom stieg auf seinem Weg zur Treppe über mich hinweg. Ich konnte hören, wie das Abendessen auf Teller verteilt wurde, und ich wollte bleiben, wo ich war – vielleicht für immer. Ich zog die Möglichkeit ernsthaft in Erwägung. Und nichts an dem Gedanken kam mir irgendwie sonderbar vor.

Ich verbringe jetzt viel Zeit in Unterhosen, während Leute kommen und gehen. Es wird immer schwieriger, mich anzuziehen, und wir haben eine gut funktionierende Heizung. Während ich dies schreibe, trage ich Unterhose und T-Shirt, und auf Letzterem sind zwei getrocknete Flecken von der Rote-Beete-Kürbissuppe, die es zum Mittagessen gab. Vieles an mir ist nicht mehr so ordentlich, wie es mal war, und in diesem ungepflegten Zustand finde ich mich immer öfter wieder, wenn ich nach einem erneuten Sturz stöhnend auf dem Boden liege.

Nach einem Sturz ist es mir jetzt unmöglich, allein wieder aufzustehen. Das ist schon seit Monaten so, aber inzwischen schaffen Gill und ich es kaum noch gemeinsam. Der jüngste Versuch hatte ziemlich heftige Schmerzen und das bedauerliche Wiederauftreten der kürzlich verheilten Verletzung meiner Rotatorenmanschette zur Folge. Diesmal war Gill als Erste bei mir, und ich konnte mich auf den Rücken rollen, um das übliche Gespräch darüber zu führen, ob ich mir was getan hatte oder nicht. Ich betrachtete noch die Sorgenfalten auf Gills Stirn, als Jimmy zur Tür hereingelaufen kam. Er lächelte breit, und da er meinen eigentlichen Sturz nicht gesehen hatte, schien es ihm einfach zu gefallen, auf mich herabblicken zu können.

Ein Freund, der uns gerade besuchte, kam als Letzter dazu. Ich glaube, ich erwähne das alles, weil ich an dieser Stelle auch über Würde schreibe und darüber, dass ich mich einfach nicht mehr darum bemühe. Auf meine Würde Rücksicht zu nehmen, würde schlicht zu lange dauern und eine Unmenge von Gills Zeit beanspruchen. Hinter jeder gewaschenen und adrett gekleideten körperbehinderten Person verbirgt sich das erhebliche und ungewürdigte Engagement eines anderen Menschen.

Wir brauchten ein paar Minuten, aber die Methode, mich hochzuheben, war extrem effektiv. Ich bin kein Ingenieur und kann daher nicht erklären, welchen beträchtlichen biomechanischen Nutzen eine leicht unter mein Hinterteil gelegte Hand hat. Normalerweise fällt es mir schwer, aus einem Sessel aufzustehen, aber wenn eine Hand unter meinem Hintern minimalen Aufwärtsdruck ausübt, scheint mir die Aufwärtsbewegung kaum noch Mühe zu bereiten. Diesmal versuchten wir, mich vom Boden hochzuwuchten, aber mit dem Ausgleich von sechs Händen. Ich fand es besonders anrührend, dass zwei davon Jimmy gehörten – dem Jungen, den ich in meinen Armen wiegen sollte. Meine Frau, mein Sohn, ein Freund – alle mit meinem beinahe toten Gewicht befasst. Früher hätte ich mir niemals vorstellen können, dass sechs Hände gleichzeitig mein Hinterteil nach oben drücken. Aber das Unterfangen gelang. In der Unterhose von gestern und einem schmutzigen T-Shirt schaffte ich es in eine sitzende Position auf der Bettkante – und betrachtete erleichtert meine drei Helfer.

Wir wohnten seit fast sechs Monaten an einem Berghang im ländlichen Zentralportugal, und dann bekam ich meine Diagnose, und wir stürzten ganz nach unten. Wir stürzten durch die Kiefern und die Eukalyptusbäume, plumpsten und prallten gegen Stämme, rauschten durchs Blattwerk. Wir überschlugen uns und hüpften und rutschten – ein achtzehn Monate altes Baby, ein sechsjähriger Junge und eine Mum und ein Dad. Es ist schon bemerkenswert, dass wir mit der Geschwindigkeit fallender Gegenstände von hoch oben am Berg eine Meile herabstürzten, aber keinerlei äußere Verletzungen davontrugen – keine Schnitt- oder Schürfwunden. Nichts Sichtbares. Der ganze Schmerz war im Innern – die Enttäuschung und der Schock und die Traurigkeit.

Es war Gills Idee gewesen, nach Portugal zu gehen. Sie war mit Jimmy im Mutterschaftsurlaub und hatte auf einmal diesen Traum – und wir setzten ihn um. Wir hatten unsere Wohnung vermietet und experimentierten mit einer anderen Art zu leben. Tom hatte zu Hause in Großbritannien seit seiner Einschulung noch keine Freude am Lernen entdeckt, nun aber ging er in eine kleine zweisprachige Schule umgeben von Kirschbäumen, wo er den halben Tag damit verbrachte, aus alten Treckerreifen und Schlamm und kaputten Ziegelsteinen und Holzresten Buden zu bauen.

Und Gill und ich verbrachten unsere Tage gemeinsam in der Sonne, lernten eine neue Sprache und aßen Orangen, Kohl und Kartoffeln, die Nachbarn uns vor die Tür legten. Und ich weiß nicht, wie lange dieses Leben so weitergegangen wäre, aber ich weiß genau, wenn bei mir etwas Harmloseres diagnostiziert worden wäre, etwas Heilbares, dann wäre unsere Rückreise nach Großbritannien langsamer vonstattengegangen – nicht dicht am Rande eines Abgrunds, wo die Felsen und die Steine und die blutrote Erde vorbeirasten.

Gestern erlebte ich einen seltsamen Moment, als meine Finger nach dem Geländerknauf am oberen Ende der Treppe griffen. Ich sah meine Finger an. Sie spielten eine kleine Klaviermelodie in der Luft. Ich konnte ganz leicht spüren, dass mein Körper sich nach hinten bewegt hatte, statt nach vorne. Dass meine Hand das Gegenteil von Zugreifen machte: Sie zog sich zurück. Und dass mich das ängstigte. Es war zunächst nur eine schwache Empfindung. Das überaus sanfte transitive Gefühl, das ein Baumwipfel haben muss, unmittelbar nachdem die Axt ihre Arbeit unten am Stamm beendet hat. Eine anfangs kaum merkliche Bewegung, aber mit dem Wissen um das unausweichliche Gemetzel. Das ist die schlimmste Form des Grauens, eines Grauens, das mit solcher Behutsamkeit beginnt. Zu wissen, was es bedeutet, was es für meinen Körper bedeuten würde. Die Steilheit des Gefälles hinter mir, die Härte seiner Kanten. Den Schaden, den ich meinen Gliedmaßen zufügen würde, wenn ich in dem Moment nach hinten fiele. Nach hinten fallen und es hinnehmen müssen. Die lautlosen Minuten und Stunden und Jahre des Augenblicks des Fallens. Und der Gedanke an meine Frau, wie sie angelaufen käme. Was das alles bedeuten würde. An die Leben, die aus dem Gleichgewicht gebracht würden. Durch fünf Finger, die zu kurz greifen.

Es ist eine besondere Unterkategorie von Stürzen – vielleicht die schlimmste Sorte –, weil sie nachwirken und widerhallen, weil sie dich verfolgen und nicht mehr loslassen. Es sind die Beinahestürze – solche, die nie passieren, die fast passiert wären. Der Moment des Wissens, dass ein Sturz passiert. Nicht der Moment der Angst davor. Der des *Wissens*. Selbst wenn dieser Moment nur einen Sekundenbruchteil währt und du dann aus ihm herausgerissen wirst. Es ist eine Art Waterboarding-Effekt, weil es sich anfühlt, als würde es passieren, obwohl dem nicht so ist. Das Herz stülpt sich von innen nach außen wie ein Gummibecher und ploppt dann wieder zurück. Es ist wie eine Zeitreise oder wie zwei parallele Momente, die nebeneinander existieren: der verhängnisvolle und der banale, während die Gedanken wie fremdbestimmt zwischen beiden hin und her klackern wie Kieselsteine in einem Eimer. Der Geländerknauf war unerreichbar, aber das Geländer selbst nicht. Die Beinahestürze vergesse ich nie, nicht die richtig schlimmen.

Ein Kieselstein klackert schon seit neun Jahren und wird mit jeder Erinnerung lauter. Ich war auf einem Wanderweg am Rande einer Schlucht. Ich muss wegen irgendwas stehen geblieben sein. Eine schöne Aussicht? Vielleicht, um zu pinkeln. Gill war weiter vorne. Ich sah sie auf einem losen Geröllweg um einen spitzen Felsvorsprung verschwinden. Wir machten eine Wanderung auf der indischen Seite des Himalajas, ohne Guide. Wir waren allein. Und als ich mich beeilte, um sie einzuholen, blieb ich mit der Schuhspitze an einem Stein hängen, und meine Füße stießen gegeneinander. Ich stolperte nach vorne, bis die dicke Sohle meines rechten Wanderschuhs mich abbremste und ich zum Stehen kam. Ich war allein in der Stille. Gill war nicht zu sehen, der Abgrund direkt vor mir. Ich dachte an die Kleinigkeiten, durch die Stürze passieren können: die Wucht oder Schwäche, mit der eine Schuhspitze beim Vorgang des Stolperns und Taumelns gegen eine Ferse trifft. Und dass ich um Haaresbreite ins Straucheln geraten und dann ins Nichts gestürzt wäre, über die Kante verschwunden, in die Stille, außer Sicht. Ich stellte mir vor, wie es für Gill gewesen wäre, in diese rätselhafte Stille zurückzukehren. Zu einem leeren Pfad. Es ist die Stille jenes Augenblicks, die diese Erinnerung verdichtet. Die passende Bühne für ein Ende. Die Ahnung eines Endes, auch wenn es keines war.

Jeder Gedanke, den ich mir später um jenen Moment machte, war profunder als der, der mir damals in den Kopf kam. Ich schüttelte das Erlebnis ab, aber es ist bei mir geblieben und bei jeder Erinnerung daran im Dunkeln weitergewachsen. Ich erzählte Gill anschließend nichts von dem Vorfall. Ich trottete einfach weiter und holte sie ein. Weil ja wirklich nichts passiert war – jedenfalls nichts, von dem ich dachte, es irgendwie mitteilen zu können.

Ich falle jetzt. Aber diesmal ist es real. Anders als Sie vielleicht *weiß* ich, dass ich sterbe. Und deshalb habe ich weniger Angst davor

Der Körper

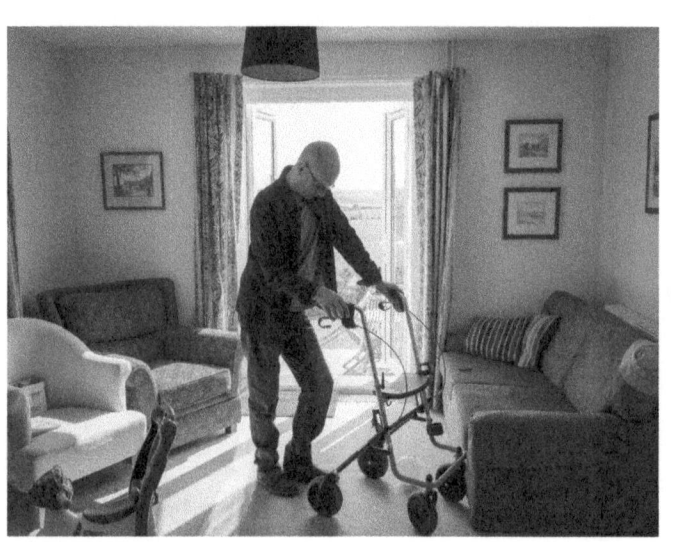

Wenn ich mich an meinem Rollator festhalte und über den Flur im ersten Stock schlurfe, schaue ich unweigerlich durch die offene Tür ins Bad. Das ist ein Muster geworden. Durch die Tür auf den Metallrahmen zu blicken, der meinen erhöhten behindertengerechten Toilettensitz hält. Diese flüchtige Erfahrung erinnert mich an die Momente in meinem Leben, wenn ich an Sanitätshäusern vorbeikam und zerstreut die unwahrscheinlichen Utensilien aus dem Leben anderer Menschen betrachtete. Diese ganze Welt von Erfahrungen in nur einem Geschäft. Und so fühlt es sich an, wenn ich diese um meine Toilette montierte Vorrichtung sehe. Es ist das Leben anderer Menschen, nicht mein eigenes. Doch jedes Mal erinnere ich mich, dass es meines ist, und bin von Neuem schockiert.

Ich denke, ich erlebe bei jedem Anlass dasselbe Maß an ursprünglichen Schocks. Dasselbe Gefühl empfinde ich bei jedem nun von mir benötigten Hilfsmittel: der konusförmige Gegenstand zum Sockenanziehen, die Greifgeräte, die Geländer, die Schiene, der Rollstuhl und andere wundersame Apparaturen wie aus einem Dr.-Seuss-Buch. Fast täglich treffen neue Sachen ein, und ich werde unvermutet zum Kurator des Museums meines eigenen Verfalls. Wie kam es dazu? Denn vor nicht allzu langer Zeit ging ich noch an solchen Geschäften vorbei. Ich war auf dem Bürgersteig und schaute hinein. Aber jetzt bin ich drin.

Londoner Bettler bitten Behinderte nicht um Geld. Sie sehen sie nicht mal an. Diese Beobachtung machte ich während eines Weihnachtsbesuchs in Großbritannien, als ich in London war, wenige Monate bevor wir endgültig zurückkehren mussten. Ich war mit meiner Behinderung allein unterwegs. Ich muss ziemlich wackelig gewirkt haben, weil ich das erste Mal erlebte, dass mir wildfremde Menschen halfen. Ich fand das aufregend. Ich empfinde keine Aufregung mehr. Aber damals war es beglückend, auf die gleiche Art, wie alle transformierenden Erfahrungen beglückend sind. Wie ein Schauspielschüler mit einer Bettelschale oder ein Promi in einem Fettanzug. Nur dass es diesmal um mich ging. Die kompletteste Version meiner selbst, die ich je sein würde.

Am Bahnhof East Croydon musste ich umsteigen und folgte bewusst einer Frau, die an einer Krücke ging und wie ich ein spastisches Bein hatte. Ich nahm ganz in ihrer Nähe Platz, bemerkte aber, dass sie sehr viel jünger war und wahrscheinlich MS hatte. Prompt fühlte ich mich wie ein älterer Typ, der einer jüngeren Frau nachsteigt, was ich ja kurzzeitig auch war. Menschen mit einem kranken Bein wie meinem interessieren mich. Am Bahnhof Three Bridges sah ich einen Mann ungefähr in meinem Alter, der noch langsamer ging als ich. Er war elegant gekleidet und übte offensichtlich weiterhin irgendeinen Beruf aus. Ich kam aus der entgegengesetzten Richtung und hatte genug Zeit, um aufgeregt zu beobachten, wie sein Bein wild ausschlug – genau wie meins. Es war gerade Rushhour. Nicht die beste Zeit, um sein Bein herumzuschwenken. Ich wollte ihm zuwinken oder irgendwas sagen oder durch hochgezogene Augenbrauen mit meinem Bruder kommunizieren. Und da wir uns in entgegengesetzte Richtungen bewegten, wusste ich, dass unsere uneingestandene gemeinsame Zeit nur kurz währen würde. Er brauchte Unterstützung, zumindest durch Krücken, aber er hatte nichts. Seine Langsamkeit beeindruckte mich. Ich hätte ein wenig gemächlicher gehen sollen. Oder ich hätte stehen bleiben und nachdenken sollen, aber ich tat das Gegenteil. Ich wurde schneller und fühlte mich für einen Moment beschwingt. Offenbar wollte ich das. Ich legte ein flottes Tempo vor. Und das war's; der Moment für eine mögliche Kontaktaufnahme war dahin.

Er ist nicht die erste Person, die mir aufgefallen ist und bei der ich mich gefragt habe, ob sie dasselbe hat wie ich. Die ich fragen wollte. Ich legte mir die Erklärung zurecht, dass die Symptome dieses Mannes wohl fortgeschrittener waren als meine. Vielleicht hatte er sich zu spät Hilfe gesucht und versuchte einfach nur durchzuhalten. Ein Mann, der trotz erheblicher Schwierigkeiten weiterarbeitete – sich fragte, warum sein Fuß nicht vom Boden hochkam. Warum er ständig umfiel wie ein alter nasser Baum im Regen. Und der darauf wartete, dass das alles aufhörte, dass sein Körper zu ihm zurückkehrte, wieder gesundete, weil der Körper das nun mal macht.

Inzwischen halte ich nicht mehr Ausschau nach meinen Kameraden. Zumindest nicht mit derselben Erwartungshaltung. Oder mit diesem Gefühl der schockierenden Neuheit, das ich mit ihnen teilen möchte. Trotzdem, wenn ich bei einem freundlichen Physio- oder Ergotherapeuten bin, erkundige ich mich doch häufig nach seinen anderen Patienten. Offenbar möchte ich jemanden finden, der so ist wie ich. Jemanden mit Kindern, der am selben Punkt ist wie ich mit dieser Krankheit. Jemanden da draußen, der auch darüber schreibt. Der sich wünscht, dass es okay ist. Der erzwingen will, dass es okay ist. Diese Person möchte ich kennenlernen.

Es schockiert mich, dass ich ein spastisches Bein habe. Ich bin mit seiner halbrunden Ausschlagkurve, seiner bananenförmigen Ineffizienz, geschlagen und mit den Stöcken, die ich benutze, um das auszugleichen. Und mit dem Rollstuhl, an den ich eines Tages gefesselt sein werde, den Toilettenhilfen, der Entstellung, dem vorzeitigen Altern. All das schockiert mich; ich nehme es gelassen hin, aber es schockiert mich. Ich bin gelassen schockiert.

Mein Leben lang habe ich mir eingeredet, dass ich außergewöhnlich gut aussehe. Leider war ich auch imstande zu glauben, dass fast alles an mir oder fast alles, was ich tat, außergewöhnlich geistreich war. Diese Wahnvorstellung plagt mich schon mein Leben lang. Daran ist nichts Ungewöhnliches. Es ist bloß die Trostlosigkeit des Narzissmus. Nur der Weg zum Narzissmus ist einzigartig. Das Eigentliche, der Narzissmus selbst, die Störung, ist öde, langweilig und vorhersehbar. Und wie jeder Narzissmus hat auch meiner eine Kehrseite, die ebenso wahr und ebenso präsent ist: die unbeugsame Überzeugung, dass ich, sobald ich nicht außergewöhnlich klug und schön bin, außergewöhnlich dumm und hässlich bin.

Aber jetzt lebe ich mit einem Konzept, das keins von beidem ist. Es ist nicht das Leben am Ende dieser beiden Extreme. Es ist nicht mal auf derselben linearen Skala. Heutzutage beschäftigen mich die Überraschungen in meinem Leben. Die Art, wie der Körper mich an mich selbst erinnert. Der Speichel, der sich jetzt in meinem Mund sammelt. Das ist es. All die kleinen Signale, die ich wahrnehme. Das Nicht-Schlucken. Die Lagunen unter meiner Zunge. Die Speicheltümpel interessieren den Narzissten in mir nicht. Angesichts solcher völlig neuartigen Details habe ich endlich einen Weg gefunden, ihn zu langweilen. Mit meinem jetzigen Körper. Den heruntergeschluckten Körpersäften, die herabströmen, wie in einem Toilettenabflussrohr. Manchmal, wenn ich einatme, steigen sie ungewollt mit einem Prusten und Würgen wieder hoch. Oder wenn ich auf dem Bauch liege, verschwindet eine kleine Menge über die Wölbung meiner Unterlippe. Vorläufig nur ein wenig über die Bettkante. Bloß ein kleines Rinnsal aus einer Spielzeugteekanne. Ein dunkler Fleck auf dem Teppich. Alles fängt als etwas Kleines an. Es gibt keine Schocks. Es ist eine sanfte Form der Verzweiflung.

Als ich ein sehr viel jüngerer Mann war, war ich mal gut ein Jahr lang nicht narzisstisch. Ich hatte Gott gefunden, vorübergehend. Ich kannte ihn ein Jahr lang. Er liebte mich, und ich liebte ihn, und mein Narzissmus schwächte sich ab. Ich spürte die Spannung in meinem Körper nachlassen. Ich spürte, wie mein fünfundzwanzigjähriger Körper sich nach vielen Jahren der Verschlossenheit öffnete. Als ich nicht mehr das Gefühl hatte, Gott zu kennen, kehrte mein Narzissmus zurück. Mein Körper schloss sich wieder, als wäre eine Jahreszeit vergangen. Und wenngleich ich wieder verlor, was ich gefunden hatte, glaube ich, dass man das einmal Gefundene nie vollständig wieder verliert. Ich hatte mein ganzes Leben mit einem gewissen Maß an Schreck und Verwirrung gelebt, aber in mir war etwas gelöst worden, das nie wieder vollständig in mir Raum fand.

Und jetzt, als Mann mit einem spastischen Bein, der im Rollstuhl durch einen Flughafen geschoben wird, wie heute Vormittag geschehen, stelle ich fest, dass das der Schlusspunkt ist. Es beendet etwas, endgültig und eindeutig. Ich bin ein Mann mit einer Behinderung. Mein Körper ist jetzt die Wahrheit, und er rettet mich vor mir selbst. Ich habe all diese Ausfälle und empfinde darin eine Art Freiheit. Mit jeder hilflosen, spasmischen Bewegung oder der Schwierigkeit, mir selbst den Hintern abzuputzen, oder mit dem Lallen, das sich in meine Sprache schleicht, weicht der Narzisst weiter zurück. Für ihn gibt es hier nichts zu holen. Nicht mehr. Für ihn, den Blender, ist es der Tod.

Du hast viel von meinem Leben vergeudet. Nichts, was du je getan hast, war real.

In den Wochen und Monaten nach meiner Diagnose bekam ich Dutzende Tipps, wie ich gegen meinen Verfall ankämpfen könnte. Manche fielen in die Rubrik *kräftigend* und enthielten etliche exotische Beispiele wie etwa Wasser und zermahlene Fetzen Rentierbast zu einer Paste verrühren. Zudem wurde mir geraten, den Tag mit wärmenden Gewürzen zu beginnen, also beispielsweise Ingwer- oder Zimttee zu trinken. Oder ich sollte zum Frühstück Rühreier essen, die mit Kurkuma und Kreuzkümmel zubereitet worden waren.

Andere Vorschläge hatten weniger mit Nahrungsaufnahme zu tun als vielmehr mit Funktionen oder Prozessen, die ich innerhalb meines Körpers stärken oder beeinflussen konnte. Als besonders hübsches Beispiel sei hier die Empfehlung eines Freundes erwähnt, der den medizinischen Nutzen des Singens rühmte. Ein prosaischerer Vorschlag lautete, beim Essen langsamer zu kauen, weil ich so den Krankheitsverlauf verlangsamen könne.

In manchen Fällen wurden solche Ratschläge mit wenig Überzeugung geäußert. So kann es sein, dass eine Person sich unbehaglich fühlt und einfach nur nach etwas Positivem sucht, das sie sagen kann. Folglich handelt es sich womöglich um irgendwas, das sie von irgendwem gehört hat oder mit einem Ohr im Radio aufgeschnappt hat. Einmal bekam ich von einem Freund eine Textnachricht mit der Information, dass die Versuchsreihe eines neuen Medikaments in Indien wunderbare Resultate erzielt hatte. Ich schrieb zurück und bat ihn um genauere Einzelheiten, doch die konnte er mir leider nicht liefern. Ich fragte, ob er wenigstens den Namen der Stadt oder der medizinischen Einrichtung wisse, damit ich selbst nähere Recherchen anstellen könne, aber nein, es war einfach etwas, das ganz allgemein irgendwo im Staate Indien geschah.

Andere traten mit sehr viel mehr, ja sogar mit erstaunlich großer Überzeugung an mich heran. Ich denke da vor allem an zwei Mütter in Toms früherer Schule in Portugal. Ich kannte die beiden nicht besonders gut, und sie hatten durch Unterhaltungen mit anderen Eltern auf dem Spielplatz von meiner Erkrankung erfahren. Interessanterweise waren bei den zwei Frauen einige Gemeinsamkeiten im Kommunikationsstil festzustellen. Beide Male erfolgte die Gesprächseröffnung dadurch, dass sie mich am Ellbogen berührten und sehr einfühlsam, sehr ernst von einer größeren Gruppe anderer Eltern wegführten. Dann fiel mir die körperliche Nähe auf, die sie zu mir herstellten, wodurch die Intensität des Blickkontakts unserem Gespräch eine gewisse Tiefe und Eindringlichkeit verlieh.

Die eigentlichen Ratschläge hatten beide mit Ernährung zu tun. Ich habe festgestellt, dass manche Menschen besonders leidenschaftlich werden, wenn sie erklären, dass diese oder jene Diät meine Krankheit bekämpfen wird. Ich fasse diese beiden Ansätze zusammen, weil beide Frauen mir Diätvorschläge machten, die sich einander diametral widersprachen, soweit ich das beurteilen kann. Die eine schlug eine ausschließlich aus Fetten und tierischem Eiweiß bestehende Kost vor, während die andere eine vegetarische Ernährung mit Vollkornreis, Algen und Hülsenfrüchten empfahl.

Im Verlauf dieser beiden Diskussionen, während sich die Gruppe der anderen Eltern deutlich lichtete, wurde klar, dass die beiden Frauen mir keineswegs ein maßgeschneidertes Heilmittel für meine spezielle neurologische Erkrankung empfahlen. Es schien jedenfalls nicht so zu sein, dass diese Ernährungsumstellungen besonders geeignet waren, das Absterben meiner Motoneuronen zu verhindern. Stattdessen wurde mir versichert, dass sie selbst und ihre Familien – offensichtlich kerngesunde und leistungsfähige Individuen – sich an diese Ernährungsvorgaben hielten und dass jeder andere vernünftige Mensch das ebenfalls tun sollte. Die Zeit verging, und wir begegneten uns wiederholt auf dem Spielplatz. Als klar wurde, dass ich mich nicht an ihre Empfehlungen hielt, vermittelten ihre Gesichter fast so etwas wie eine religiöse Enttäuschung. Mir war *der Weg* nahegelegt worden, aber es mangelte mir offenbar am Glauben. So gesehen war ich nicht von zwei freundlichen und klugen Müttern angesprochen worden, sondern von zwei unterschiedlichen Jüngern derselben Religion.

Die Liste der mir angetragenen Heilmittel und -verfahren wächst stetig. Anscheinend brauchen manche Menschen das Gefühl, dass sie dem, was mir widerfährt, etwas entgegensetzen können. Manchmal werden diese Vorschläge fürsorglich oder nahezu verzweifelt unterbreitet und manchmal eher auf die missionarische Art. Aber in allen Fällen fühlt es sich an wie die Frustration darüber, dass Dinge einfach *passieren*. Es fühlt sich an wie die Ablehnung des Gedankens, dass wir alle altern werden oder jeder von uns schwer erkranken kann, ohne dass wir in der Lage sind, irgendetwas dagegen zu tun, oder die Ablehnung des Gedankens, dass niemand von uns wirklich Kontrolle über sein Leben hat. Für viele Menschen ist diese Vorstellung offenbar unerträglich und nicht hinnehmbar, sodass einfach nur *sein* als beängstigend empfunden wird und die einzige gesunde Reaktion darin besteht, etwas zu *tun*.

Der Verlust von Motoneuronen beginnt mit einem Schauspiel – etwas Sichtbarem dicht unter der Haut. Sie könnten mein Handgelenk betrachten und winzige pulsierende Bewegungen beobachten, die sich in meinem Arm hocharbeiten – wie eine gefangene Grille, die nach einem Ausweg sucht. Oder Sie könnten die flache Hand seitlich an meinen Hals legen und einen Moment warten, und dann würden Sie plötzlich leise aufschreien oder nur kurz »Ooh!« sagen und die Hand wegreißen.

Das ist das Flackern der Glühbirne, bevor es *pling* macht und ein Glühfaden mit leisem Knistern durchbrennt. Winzige, stockende Vorwarnungen des Ausfalls – gleichsam eine Panik oder Störung in einem Muskel, der dabei ist, seinen Sinn und Zweck innerhalb des Körpers zu verlieren. Aus irgendeinem Grund muss ich bei diesen Zuckungen an Regenwürmer nach dem Regen denken – wenn die Erde verklumpt ist und sie wegen des Sauerstoffs an die Oberfläche kommen:

wie sie dann blind aus dem Boden drängen, sich im unnatürlichen Habitat der Luft ringeln und winden.

Wenn ich Gills Hand halte, wird diese Empfindung durch meine Fingerspitzen oder den Muskel am Ansatz meines Daumens übertragen. Es ist schwer zu spüren, dass die Bewegungen meines Körpers, die subkutanen Grillen und die Regenwürmer, die an die Luft drängen, sie zusammenschrecken lassen. Es ist schwer, ihr zu versichern, dass die Fasern immerhin noch nach Verbindungen suchen – dass sie nicht aufgegeben haben –, dass es nicht das Ende ist.

Aber diese Faszikulationen werden allmählich seltener – wie der Moment am Ende eines Feuerwerks auf einer Gartenparty, wenn angenehmer Schwefelgeruch in der Luft liegt, der letzte Feuerwerkskörper zischend erlischt, jemand dir eine Bratwurst reicht und du vor den glühenden Resten des Lagerfeuers stehst und das Phantombild einer abgebrannten Wunderkerze siehst.

Beim Schreiben dieses Buches habe ich zwei weitgefasste Metaphern verworfen, mit denen ich vermitteln wollte, was diese Krankheit ist – und welche körperlichen Auswirkungen sie hat. Die erste beschrieb eine stählerne Hängebrücke, die scheinbar voll funktionsfähig ist, während hoch oben, unsichtbar für Autofahrer und Fußgänger, die Tragkabel, die von den Pfeilern gehalten werden, eines nach dem anderen zerreißen. Mit der Zeit müssen immer weniger Kabel immer mehr Belastung tragen, bis irgendwann ein Stahlpfeiler anfängt zu ächzen und zu wackeln. Von da an geht der Verfall ebenso weiter wie zuvor, jetzt jedoch offensichtlich und unübersehbar.

Die zweite verworfene Metapher verwendet das Bild eines Eckladens, in dem Verkaufsartikel wie von Zauberhand durch die Wände und den Boden verschwinden. Das Warenangebot wird ständig lückenhafter, und der Laden verliert seine Funktion als zuverlässige Anlaufstelle für Kunden, die ihre Lebensmittel einkaufen wollen. Manchmal öffnet sich die Ladentür, und der Kunde, der aus schierer Gewohnheit gekommen ist, schaut herein, weil er vergessen hat, dass das Geschäft nur noch dahinsiecht. Andere kommen ganz bewusst immer mal wieder vorbei, wenn sie Zeit haben, weil sie sich daran erinnern, was der Laden mal war, oder sie halten aus Nostalgie und Zuneigung an ihren Einkaufsgewohnheiten fest.

Es ist so leicht, solche Metaphern von Verlust und Zerfall zu bemühen, und ich denke, das hat damit zu tun, dass es an konkreten Informationen darüber fehlt, was diese Krankheit genau ist oder durch was sie ausgelöst wird. Niemand scheint zu wissen, warum oder wie oder wann Motoneuronen im Körper absterben; warum der Kommunikationsweg zwischen Gehirn und Muskelgewebe ausfällt. Es bleibt ein Mysterium, folglich können Metaphorik und Vorstellungskraft beim Nachdenken und Schreiben über meinen verfallenden Körper alles sein, was mir zur Verfügung steht. Aus diesem Grund, und obwohl ich, wie gesagt, ausführliche Metaphern entfernt habe, stolpere ich ständig über kleinere, rattengroße Metaphern, die sich mir aus allen Ecken aufdrängen.

Aber wenn man zu sehr in die Metaphorik abgleitet, geht die Erfahrung verloren, wie sich etwas tatsächlich anfühlt – und weil ich diese Erfahrung so grundlegend in meinem Körper erlebe, ist mir deren Beschreibung überaus wichtig. Es hat Augenblicke gegeben, in denen ich versucht habe, mithilfe von Metaphern das wenige zu erklären, das ich über den Ablauf dieser Krankheit weiß. Aber ich erlebe nicht die Krankheit, ich erlebe meinen Körper, und der allein interessiert mich. Ich weiß genug, um nicht daran zu glauben, dass Algen oder Rentierbast die Krankheit aufhalten können. Natürlich gibt es irgendwo da draußen einen Grund, warum diese Neuronen absterben, und wahrscheinlich gibt es irgendwo da draußen auch etwas, das den Prozess stoppen wird. Vielleicht ist dieses Etwas ja tatsächlich Rentierbast! Aber diese wahllosen Recherchen können mich nicht betreffen – jedenfalls nicht, solange die Schamanen ihre Stäbe noch zum Mond recken. Sie interessieren mich nicht.

Mich interessiert, mit Menschen zusammen zu sein – und mit meinem sterbenden Körper – und darüber zu schreiben.

Hinten im Zimmer zappeln Tom und Jimmy auf unserem Bett wie aus dem Netz befreite Heringe auf dem Deck eines Fischkutters. Gill lacht, und die Jungs kichern, aber ich sitze hier, meinen Ruhesessel ganz nach hinten gekippt, die Zunge schlaff im Mund. Es ist ungewöhnlich, dass ich bei einem Spiel derart außen vor bin, mich nicht mal über die Tatsache freue, dass meine Kinder so fröhlich sind. Ich könnte in einem benachbarten Hotelzimmer sein oder in einer anderen Zeitzone. Es gibt andere Momente, in denen ich dabeisitze und mich freue: über ihre Kunststückchen lache oder lächele oder einem von ihnen ein Kissen ins Gesicht stupse. Diesmal jedoch ist mein Ruhesessel nach hinten gekippt, und ich betrachte interessiert die zwei unterschiedlichen Dachhälften des Doppelhauses, die ich durchs Fenster sehen kann. Die Ziegel der einen Hälfte sind sauber und neu, aber die der anderen sind alt und moosbewachsen. Es ist dasselbe Dach. Ein gemeinsames Dach. Aber beide Hälften wirken, als existierten sie auf verschiedenen Kontinenten.

Gill und ich können noch immer reden und reden, wenn wir die Gelegenheit dazu haben, und ich kann den Jungs noch immer Bücher vorlesen, aber heute Abend sind meine Gesichts- und Zungenmuskeln erschlaffter als sonst. Ich habe den Tag am Telefon verbracht, mit Immobilienmaklern, Anwälten und etlichen Leuten im Gesundheitswesen geredet. Ich wurde schon recht früh am Tag heiser, und dann tat mir der empfindliche Muskel am Zungenansatz weh. Ich habe meine Kraftreserven aufgebraucht, und jetzt bin ich ausgelaugt. Also habe ich mich aus diesem Moment heraus nach hinten gekippt, mich entfernt. In eine Zeit, vielleicht heute in einem Jahr, wenn meine Stimme fort ist und das Gesicht fort ist. Wenn meine Hände keine Zeichen mehr machen können. Sich auf den Verlust der körperlichen Funktionen vorbereiten ist, wie in ein unbekanntes Land zu reisen und im Vorfeld zu überlegen, was man alles mitnehmen muss. Im Augenblick probiere ich es aus. Nur vorübergehend – nur für ein oder zwei Stunden. Ich bin woanders, in einer sich ausweitenden eigenen Welt, einer Welt, die ich kennenlernen werde. Ich bin froh, dass ich sie zunächst nur spüre. Mich auf die Zeit vorbereite, in der ich das Leben meiner Familie von außen betrachten werde. In dem Wissen, dass ich mal mit dabei war. Der Clown. Der Protagonist. Der Hering.

Doktor Tiagos Wasserkraftwerk

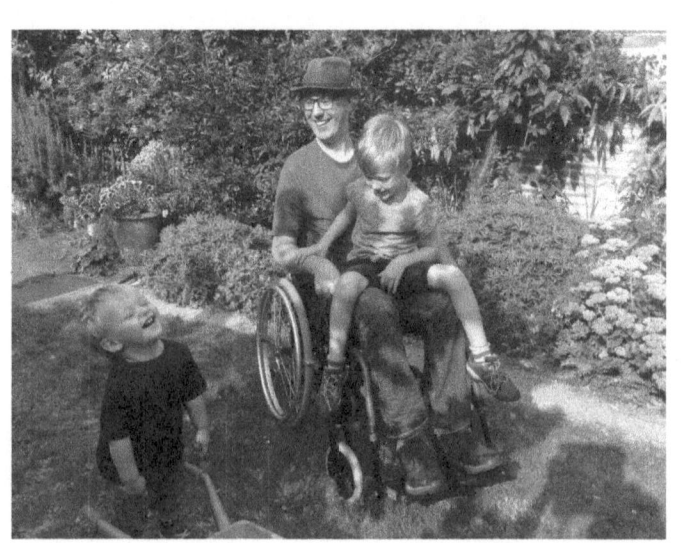

In den Momenten, bevor Doktor Tiago mich herein-
rief, stützte ich mit meiner Schulter eine Wand ab.
Wenn man viel Zeit in Krankenhäusern verbringt, weil
erfolglos nach einer Diagnose gesucht wird, fängt man
an, Wände abzustützen und herumzulungern und in
Warteräumen in der Nase zu bohren. Und nicht auf die
Gewissheit vorbereitet zu sein, wenn sie dann kommt.

Ein oder zwei Stunden zuvor war Doktor Tiago mit
einer Nadel über meinen Körper gefahren. Doch noch
davor hatte ich auf dem Bauch gelegen und gewartet.
Ich konnte hören, wie er herumhantierte, nach etwas
suchte. Ich hörte den Verschluss seiner Tasche, hörte,
wie er deren Inhalt durchwühlte. Dann das helle metal-
lische Geräusch einer Schranktür, die geöffnet und geschlossen wurde. Eine Schublade, die aufglitt und dann
zuknallte. Er hatte im Zimmer nach etwas Spitzem gesucht. Das wurde mir später klar. Ich weiß nicht, wo er
die Nadel schließlich fand. Wenn ich recht überlege, ich
lag ja mit dem Gesicht nach unten: Vielleicht war es gar
keine Nadel. Was denn dann? Es war nicht das erste
Mal, dass er mit etwas Spitzem an mir herumlaborierte.
Bei meinem letzten Besuch hatte er ein paar vorläufige
Radierungen gemacht, aber diesmal zog er mir die Nadel in schwungvollen Bewegungen rasch über und um

Rücken und Beine; ein impressionistischer Maler, der den Pinsel am äußersten Ende hielt, von seiner Leinwand zurücktrat und mit kräftigen Strichen arbeitete. Manchmal hielt er kurz inne und fing dann erneut an. Dann kam ihm ein anderer Gedanke, und er zog die Nadel entschlossen in eine andere Richtung. Und als ich mich aufsetzte, hielt er sich nachdenklich das Kinn.

»Ihr Gesicht ist schief.«

»Echt?«

Ich kann Doktor Tiago wirklich gut leiden. Sein Lächeln ist womöglich das breiteste und ausdrucksvollste Lächeln, das mir je begegnet ist. Es ist so breit und umfassend, dass es sein gesamtes Gesicht einzunehmen scheint, bis hoch zu den Augenbrauen. Zwei Monate zuvor hatte er mich angesprochen, als ich für einen nicht existierenden Untersuchungstermin durch die Krankenhausflure irrte. Er wirkte gar nicht so sehr wie ein Arzt, sondern eher wie ein sehr junger und enthusiastischer Onkel. Kurz entschlossen funktionierte er einen Raum, der mir wie ein Schrank für Bürozubehör vorkam, in eine Ambulanz um. Während meiner ganzen Zeit in dem Krankenhaus habe ich nie richtig begriffen, wie Termine gemacht wurden. Es gab sie einfach, wie durch Zauberhand. Deshalb ärgert es mich nicht, dass er so viel Zeit darauf verwendete, einen Gehirntumor zu suchen. Offensichtlich brachte ihn mein Gesicht auf die falsche Spur. Selbst der Neurologe, der mein CT machte, meinte, ich hätte einen Gehirntumor. Sie konnten keinen Beweis für einen Tumor finden. Das spielte keine Rolle. Sie blieben vergnügt bei ihrer

Ansicht. Ein Gehirntumor ist offenbar eine erfreuliche Nachricht.

Ich frage mich, warum es so wichtig ist, zu wissen. Es erscheint immer so überaus wichtig, besonders für Ärzte. Aber bestimmt wissen sie nur selten. Oder wissen selten *wirklich*. Doktor Tiago »wusste«, nachdem er mich fünf Minuten kannte, dass ich einen Gehirntumor hatte. Aber das war nicht Wissen, das war seine Überzeugung. Wir hätten ein besseres Gespräch führen können, wenn seine Überzeugung uns nicht in die Quere gekommen wäre. Es gibt so vieles, was wir nicht über den Körper wissen. Mir wäre lieber, ein Mensch, der sich wirklich auskennt (wie Doktor Tiago), würde mir von den unzähligen faszinierenden Dingen erzählen, die er nicht weiß. Denn ein Mensch kann noch so viel wissen, im Vergleich zu dem, was er nicht weiß, ist sein Wissen minimal. Um den Maßstab deutlich zu machen, müsste man neben einem hohen Berg ein Kilo Zucker auf den Boden schütten. Wenn man diese beiden Erhebungen dann aus einigem Abstand betrachtet, hätte man einen optischen Vergleich zwischen dem wenigen, das jemand über irgendwas weiß (der Zucker), und der gewaltigen Menge dessen, was jemand über irgendwas nicht weiß (der Berg). Keiner von uns weiß etwas. Selbst die Klügsten von uns sind unwissend. Doktor Tiago war unwissend. Ich hätte gern mehr Zeit mit dem unwissenden Doktor Tiago verbracht.

Es war das dritte Mal, dass ich bei Doktor Tiago war. Jedes Mal ließ er mich die Zähne zusammenbeißen, und dann nickte er mit großer Gewissheit. Diesmal biss ich die Zähne zusammen, und er schien weniger sicher zu sein. Er lächelte weniger. Ich sah zu, wie er auf seinem Stift kaute, während er überlegte, ob er mir eine tolle neue Modelleisenbahn kaufen sollte oder lieber einen Büchergutschein. Stattdessen schickte er mich ein paar Türen weiter zu einer Frau, die mich mit sehr viel bedenklicheren und schmerzhafteren Nadeln traktierte. Ich fragte sie nach dem Gehirntumor, aber sie war nicht sonderlich interessiert. Ich konnte sie ebenfalls gut leiden, aber sie vermittelte mir zu keiner Zeit den Eindruck, eine Verwandte von mir zu sein.

Etwa eine Stunde später gingen wir wieder zu Doktor Tiago. Er saß jetzt an einem Schreibtisch und fummelte mit einem Blatt Papier herum, und da fiel Gill auf, dass sein Bein zuckte. Nicht, dass er aufgehört hätte, zu lächeln. Er musste jetzt lediglich seine ernste Miene an eine andere Stelle im Körper verlagern. Genauer gesagt, in seinen rechten Oberschenkelknochen und die dazugehörige Muskulatur. Und diesmal hatte er einen Medizinstudenten bei sich, der straff und kerzengerade neben ihm stand, was Doktor Tiago eine hochwichtige Aura verlieh, die zum Glück überhaupt nicht zu ihm passte. Denn da war wieder sein Lächeln. Ich frage mich, ob ein Arzt nur das braucht. Ein strahlendes Lächeln. Dessen hinreißende und entgiftende Wirkung. Er hatte sich eindeutig für die Modelleisenbahn entschieden. Natürlich! Doktor Tiago hätte mich nie im Leben mit einem Gutschein abgespeist. Wir waren alle wieder zusammen. Tatsächlich aber entstand keine längere Pause zwischen diesem Lächeln und be-

vor Doktor Tiago mir mitteilte, dass ich die Motoneuron-Krankheit habe. Das heißt, so hat er es nicht for-
muliert. Er hat nicht gesagt, dass ich diese Krankheit
habe. Nur, dass es unmöglich irgendetwas anderes sein
könne. So was mag ich. Das sind tadellose Manieren im
Umgang mit schlechten Neuigkeiten. Nicht, dass es
eine ist. Nur, dass es *nicht* alles andere ist.

Ich hatte die Motoneuron-Krankheit in meinem
Kopf in dasselbe Regal gepackt, wo ich auch die Tele-
fonnummer für Dignitas in der Schweiz aufbewahre.
Und zwar ganz weit oben im Schuppen mit dem kaputten Dreirad und einem noch nie benutzten Brotbackau-
tomaten. Unmittelbar bevor ich die Diagnose erhielt,
hatte ich auf dem Flur herumgelungert. Ich hatte mein
Handy dabei und browste geistesabwesend mit meinem Daumen durch irgendwelchen Online-Mist. Das
war nur wenige Augenblicke zuvor.

Als ich anfing zu weinen, war mein Kopf parallel zur
Schreibtischplatte. Das Schluchzen, das aus mir herausbrach, klang wie das tiefe Vibrieren des Krans in der
Spüle, wenn die Hauptwasserleitung wieder aufgedreht
wird. Mehrfaches metallisches Schaudern durch mein
ganzes Rückgrat. Ein Blubbern. Ein Gurgeln. Und
dann Wasser. Ich weiß noch, dass ich zu Gill hochsah.
Sie weinte leiser, während sie zu mir herabschaute.
Mittlerweile lag ich auf ihren Knien, den Hals zu ihr
hochgebogen. Und auf ihrem Gesicht war der Schock
der Trauer. Nicht um sie selbst. Um mich. Nie wieder
werde ich in so einem Moment in so einem Gesicht lesen. Es ist erstaunlich, dass bei allen Muskelvariationen,

zu denen das menschliche Gesicht fähig ist, manche Permutationen ebenso einzigartig sind wie Fingerabdrücke.

Wir verabschiedeten uns. Doktor Tiago kam um seinen völlig unangemessenen Schreibtisch herum. Seine Umarmung bestätigte, dass er wirklich mein Onkel war. Das hatte ich mir nicht bloß eingebildet. Ich bin froh, dass ich meine Diagnose in Portugal erhielt. Inmitten dieser warmherzigen Menschen. An den meisten anderen Orten dieser Welt scheinen Ärzte einer bestimmten Kaste oder Schicht anzugehören oder danach zu trachten, ihr anzugehören. Aber in Portugal benehmen Ärzte sich wie Menschen, die gerade von der Straße hereingekommen sind und sich einen weißen Kittel angezogen haben. Und das sind sie ja auch. Genau das sind alle Ärzte. Der Unterschied ist nur, dass die Ärzte in Portugal das offenbar auch wissen.

Auf dem Gang begegneten Gill und ich Paula, der Arzthelferin in der neurologischen Abteilung. Sie hatte auf uns gewartet. Sie stand in ihrem weißen Kittel da, Tränen in den Augen und die Hände verschränkt, als würde sie ein kleines Küken halten. Ich verdanke Paula viel. Ohne Paula würde ich immer noch im Erdgeschoss des Krankenhauses von Coimbra herumhumpeln, irgendwo in der Nähe des verwirrenden Netzes von Aufzügen. Das portugiesische Gesundheitswesen war für mich zunächst schwierig zu durchschauen. Aber ich musste es gar nicht durchschauen, ich hatte schließlich Paula. Abgesehen von meiner Frau und den Jungs war Paula in Portugal zu diesem Zeitpunkt der

Mensch, mit dem ich am meisten redete. Sie schob mich im Rollstuhl durchs Krankenhaus und brachte mich nach Arztterminen zum Bahnhof. Einige Wochen lang hatte Paula ihre Version von Leonard Cohens »Hallelujah« auf der Ukulele vervollkommnet. Sie hatte mir verschiedene Versionen als MP4-Dateien geschickt. Und jetzt verstand ich, warum. Sie hatte meine Krankheit sehr viel früher erkannt als Doktor Tiago. Ich habe später mit ihr darüber gesprochen, und sie bestätigte meine Theorie teilweise, aber nicht ganz. Tatsächlich sagte sie, Doktor Tiago habe es gewusst, aber nicht *zugeben* wollen. Weil es ihn zu traurig machte. Vielleicht war er im Nichtwissen besser, als ich ihm zugetraut hatte. Als ich das hörte, stieg er sogar noch weiter in meiner Achtung. Ich liebte ihn ohnehin schon; sehr viel höher konnte er also nicht mehr steigen.

»Sie werden leiden. Das wissen Sie, oder?«

Wir hatten uns für unsere Zeit in Portugal ein sehr altes Auto gemietet, und das hatte einen Kassettenrekorder. Wir betrachteten ihn einfach als Relikt aus einer vergangenen Epoche und erklärten Tom, was es mit diesem seltsamen Gerät auf sich hatte. Und dann, als wir das Auto etwa einen Monat hatten, fummelte Tom an den Knöpfen herum, und eine Kassette sprang heraus. Mit Fado-Musik. Es war ein verregneter Winter, und wir hörten fortan immerzu die Kassette, wenn wir mit dem Auto unterwegs waren – das uns, ohne dass wir es hätten ahnen können, weitsichtig auf eine Tragödie vorbereitete. Deshalb fühlte es sich an, als würden wir diesen Moment verstehen. Diesen Moment mit Paula.

»Es wird schwer werden, wissen Sie? Es wird sehr schwer werden.«

Paula ließ das winzige Küken auf den grau gefliesten Boden fallen.

»Sie müssen fröhlich sein, Gill. Ach, Gill, Sie müssen stark sein!«

Sie nahm Gills Gesicht in die Hände.

»Weil Joe gehandicapt sein wird. Sein Körper wird aufhören zu funktionieren. Fast vollständig. Sie werden es sehen.«

Sie stand jetzt etwas näher. Fast Nase an Nase.

»Er wird sterben. Das wissen Sie, oder?«

Sie nahm uns beide an der Hand.

»Sie müssen das Leben lieben. Sie müssen fröhlich sein!«

Während Gill und ich durch die Halle taumelten, dachte ich, ich sollte vielleicht die Sache mit Dignitas erwähnen. Oder irgendwas in der Art. Ich bin nicht so markenfixiert, dass ich auf Dignitas bestanden hätte. Ich musste einfach nur die Idee im Allgemeinen eingestehen – sie ausspucken –, aber es fühlte sich an, als wäre die Hauptwasserleitung wieder abgedreht worden oder als würde ein Stiefel das Rohr verstopfen. Ich versuchte zu sprechen. Ich versuchte zu weinen. Die Hände auf die Knie gestützt. Ich versuchte, mich mitzuteilen, aber es kam nur Speichel heraus. Zäher, klebriger Speichel. Er tropfte mir aufs Hemd und über die Hose. Und ich schwitzte. Ich wollte etwas sagen, das mir gerade wieder eingefallen war. Mein Dignitas-Plan. Aber Gill zog mich am Arm, als würde sie denken, dass das kein Plan war, dass es vielmehr irgendwas mit dem Stück Asphalt zu tun hatte, auf dem ich stand. Und dass diese Stelle wieder in Ordnung kommen würde, wenn sie mich weiterzog. Wir müssen in dem Moment so gar nicht wie Touristen gewirkt haben. Wie wir da zogen und zerrten, während Ärzte und Pfleger und Patienten in Krankenhaushemden an uns vorbeigingen.

Eine wirklich schlimme Nachricht ist ein bisschen wie eine mittelalterliche Waffe. Sie ist nicht präzise wie eine Pistolenkugel oder eine maschinell geschliffene Klinge. Ihre brutale Wirkung entsteht teilweise durch stumpfe Gewalt, sodass umfangreiche Kollateralschäden in Bereichen entstehen, die aus vielerlei Gründen ohnehin schon geschwächt sind: Bereiche, die manchmal weit von der ursprünglich anvisierten Stelle entfernt sind. In dieser Hinsicht zerstört sie und schafft gleichzeitig Raum. Sie beschleunigt so manches Ende – räumt bereits Geschwächtes aus dem Weg. Und ich glaube, es ist gar nicht möglich, eine derart leise, weitreichende Zerstörung richtig zu erfassen, weshalb sie erst später wahrgenommen wird, bei irgendeiner alltäglichen Handlung – zum Beispiel beim Griff nach einer Dose Tomaten in einem Schrank –, und auf einmal fällt dir irgendein weißer Teil des Knochens auf, der an einer Stelle freigelegt ist, wo du das nie erwartet hättest.

Damals konnte ich das nicht wissen, aber in den Tagen nach meiner schlimmen Nachricht wurde noch sehr viel mehr für mich sichtbar, und ich bin bestimmt nicht der Einzige, der sich mit allen möglichen

Schwachpunkten herumschlägt, die viele Jahre zurückreichen – manchmal ein ganzes Leben weit zurück. In den Stunden nach Doktor Tiagos Diagnose wird mir das nicht bewusst gewesen sein, der chronische Schmerz und die Verkalkung, die es schon die ganze Zeit gegeben hatte. Und deshalb kann selbst die allerschlimmste Nachricht – obwohl sie natürlich wirklich schlimm erscheint – auch dieselbe Funktion ausüben wie eine Klammer an schiefen Zähnen oder Metallnägel in der Wirbelsäule. Es kann eine Weile dauern, bis ihr brutaler Nutzen deutlich wird.

Wenn ich heute auf dieses erste niederschmetternde Begreifen meines Zustands zurückblicke, sehe ich ein, dass es gewissermaßen notwendig war, um einen Bereich anzukratzen und wegzuschaben, der schon längst hätte abgeschlagen werden sollen – wie aufgeweichter Putz nach einem Rohrbruch; als wäre die Nachricht nicht nur schlimm gewesen, die Ankündigung eines vorzeitigen Endes, sondern auch eine längst überfällige Lösung.

Ich weinte fünf Tage lang. Es gab Pausen, in denen ich mit Tom fantastische, kunstvolle Türme aus Holzklötzchen bauen konnte. Solche Phasen ermöglichten die erneute Aufnahme von Flüssigkeit, sodass ich nachts oder während des Schultags weiterweinen konnte. In jenen Nächten erwachte ich etliche Male, um zu weinen. Häufig hatte ich gerade von der Diagnose geträumt. Und wenn ich mich dann im Bett aufsetzte, erwartete ich, dass der Tag hereinströmen und den Traum verscheuchen und auflösen würde. Als das nicht geschah, war es so, als hätten Träume ihre Funktion verloren. Ich verlernte sozusagen, wie schlechte Träume eigentlich vertrieben werden. Ich schlief weniger. Und ich wurde nie ganz wach.

Ich hatte keine frühere Befähigung zum Weinen. Keine Erfolgsgeschichte darin. Ich denke, ich könnte das Bild von Doktor Tiago in seinem weißen Kittel nehmen und es durch eines ersetzen, in dem er einen weißen Schutzhelm trägt. Tiago, der Ingenieur, der über ein großes Wasserkraftwerk wacht. Er hatte einen Knopf gedrückt oder einen Hebel umgelegt, weil es genau in dem Moment anfing. Es stieg von irgendwo aus einer Reihe großer, locker gelagerter Metallteile auf. Sodass ich nur ein Gefäß war. Eine Röhre. Eine Leitung. Ein Abfluss. Ich war nicht der Anfang und nicht das Ende. Etwas fließt durch mich hindurch. Ich bin im Auto oder liege im Bett, und alle Metallteile des riesigen Wasserkraftwerks von Tiago dem Ingenieur bersten und platzen, und dann kommt das Wasser.

Heute ist mir klar, was Doktor Tiago und die anderen Neurologen gemacht haben. Es war ein sehr guter Trick. Im Rückblick bewundere ich es, weil es mir wirklich geholfen hat. Sie zerstreuten meine Ängste mit ihrem wunderbar breiten Spektrum an Lächeln. Sie mussten dafür sorgen, dass ich an Wänden lehnte, gelangweilt, selbstzufrieden. Denn wenn ich schrittweise auf die Diagnose zugeführt worden wäre, hätte ich niemals den Zugang zu diesem gewaltigen Wasserkraftwerk gefunden, von dem ich vorher nie etwas geahnt hatte. Sie müssen dich darauf zuführen und es gleichzeitig außerhalb deines Blickfeldes halten. Und auf einmal bist du da, mit anderen Menschen, die denselben Weg gegangen sind. Andere Leidtragende dieser jähen Gewalt. Vielleicht empfinden sie sie anders; als bewussten Sturz aus großer Höhe oder vielleicht als das Gefühl, etwas Wichtiges verlegt zu haben, beispielsweise das ganze Universum. An diesem Ort der gewaltigen, latenten Macht und unergründlichen Tiefe. Und ohne diesen Ort oder außerhalb dieses Ortes wird Verlust nie wirklich empfunden. Außerhalb davon wird Verlust zu einer Art unsichtbarem Dunst aufgelöst. Aber hier, hier unten, wird er empfunden. Das habe ich festgestellt. Hier unten gibt es nur die reine Empfindung. Deren Wucht.

Ich kann in dieser unterirdischen Höhle meilenweit gehen und so bleiben, wie ich bin. Und das tue ich. Aber oben wachsen meine Kinder heran. Sie leben ihr Leben mit Gill, an einem Ort, den ich nicht kenne. Und die ganze Zeit kann ich sie von hier aus sehen. Ein Leben, das funktioniert. Die Jungs älter. Leben, das passiert. Ich kann an nichts von alledem näher herankommen. Es wird bloß kleiner und dunkler und schwächer und verliert sich in der Ferne. Und dann kommt das Wasser. Und dann kommt es. Ja, es kommt.

Ich aß mein Rührei und beobachtete, wie die Milch aus Toms Mund schwappte, während er sein Müsli löffelte. Es war ein natürlicher und effektiver Überlauf, was bedeutete, dass er die Menge an Milch oder Müsli, die er in sich hineinschaufelte, nicht reglementieren musste. Gill schmierte mit dem Rücken zu uns Pausenbrote, und über Toms Schulter hinweg konnte ich sehen, wie Jimmy versuchte, ein Sofa zu erklimmen, das ein ganzes Stück zu hoch für ihn war. Ich stand auf, ging ins Schlafzimmer und legte mich auf meine Seite des Betts. Ich drückte das Kopfkissen an meine Unterlippe und quetschte mein Gesicht zusammen, wrang es aus, sodass das Kissen um meine Augenhöhlen herum feucht wurde. Ich hörte Gill, die Tom aufforderte, sich die Schuhe anzuziehen. Dann begann mein Zwerchfell zu zucken. Es fühlte sich an wie ein Schluckauf, war aber schneller und rhythmischer. Eher ein Pulsieren. Ich rollte mich auf den Rücken und drückte mir das Kissen zwischen die Zähne. Diese Art von Schluchzen wird von einem keuchenden Nebengeräusch begleitet – einer Art Oberstimme, wodurch es sich anhört, als würde man um Gnade flehen. Ich hatte mal ein Stofftier, das dieses Geräusch machte, wenn man es auf den Kopf drehte. Es sollte sich anhören wie eine Kuh, klang aber eher wie der pfeifende Atem eines Kettenrauchers. Ich zog die Knie an die Brust und atmete nun ruhiger. Ich hörte, wie nebenan eine Tür aufging und Gill irgendwas mit Nachdruck sagte. Ich wusste, dass sie Toms Schultasche holte, und ich wollte mich von ihm verabschieden. Ich merkte, dass der Anfall fast vorbei war, und setzte mich auf, schwang die Beine über die Bettkante. Das war die Funktionsweise der Tränen, an die ich mich in diesen fünf Tagen gewöhnte. Ich wusste, nach der Anstrengung brauchte ich einen Moment Erholung, genau wie ich wusste, wann ich eine Tasse Tee brauchte. Ich legte die Hände auf die Knie und schaute mich um. Nichts hatte sich verändert. Dann ging ich zurück in die Küche.

Wenn das Weinen nachts kam, grub ich die Finger in die Bettdecke und dachte ganz intensiv an die Körperlichkeit von Tom und Jimmy. Es war wohl fast so etwas wie eine Meditation, denn ich stellte mir ihre derzeitige Gestalt vor und konzentrierte mich dann auf die körperlichen Veränderungen, die sich im Laufe der Jahre an ihnen vollziehen würden. Ich stellte mir vor, wie Toms dünne Beine länger wurden, seine V-förmige Kinnpartie breiter. Ich stellte mir die feinen hellen Härchen vor, die sich auf seinem Gesicht zeigen würden. Ich stellte mir seine Größe und Stärke und die Wangenknochen vor, die eines Tages seinen Blick unterstreichen würden. Bei Jimmy liebe und bestaune ich die Breite seiner Füße und Hände. Ich stellte mir vor, dass er weiterhin breit und stabil sein würde. Seine Schultern würden kräftiger werden, und seine Kinnpartie würde rundlicher sein als Toms. Ich stellte ihn mir kleiner als Tom vor, aber stämmiger. In Jimmys Fall hatte ich auch Schuldgefühle, weil ich seine körperliche Gestalt und Form kannte, er sich aber an meine nie erinnern würde. Er schlief oft auf dem Bett ein, das Kinn in die Hände gelegt, und ich sprach dann mit seinem schlafenden Körper und sagte ihm, wie leid es mir tat.

Während des portugiesischen Winters regnete es in den Bergen unaufhörlich, und die Eukalyptusbäume, die den ganzen Sommer gebrannt hatten, rochen jetzt grün. Wenn wir die kurvige Bergstraße durch diese Wälder hinabfuhren, bot das warme Mikroklima im Wagen ideale Bedingungen für das Vergießen von Tränen. Jeder Gedanke, jedes Bewusstwerden, jede Besinnung schaltete es einfach ein. Die Straße schlängelte sich und schien all die salzige, rotzige Flüssigkeit in meinem Innern noch weiter zu lösen. Es war, als hätte ich mich vorgebeugt und den entsprechenden Knopf am Armaturenbrett gedrückt. Dann stieg es durch die Leitungen, die sich in meinem Kopf bündelten, nach oben. Dann drückte ich den Knopf erneut, und es hörte wieder auf.

In jenen Tagen hatte ich das Gefühl, als würde eine Gestalt einen Scherenschnitt von mir machen, mich mal hierhin, mal dorthin schieben, um auch schön kurz und akkurat schneiden zu können. Und je mehr das Blatt Papier sich drehte, desto mehr fiel von mir ab, und ich wusste, es würde nicht lange dauern, bis die Schere sich einmal vollständig um mich herumgearbeitet hätte. Ich stellte mir die Jungs und Gill vor. Wie sie an einem Ort lebten, den ich nicht kannte – ein Leben, das funktionierte, mir aber fremd war. Die Jungs älter. Leben, das passierte. Und ich betrachtete das alles von außen. Ich klammerte mich an Gill, aber ich sah sie und Tom und Jimmy durch etwas verbunden, das mich ausschloss. Sie wirkten irgendwie gegenwärtig und wie sie sein sollten. Und obwohl ich an ihnen festhielt, war ich doch nicht auf dieselbe Art mit ihnen verbunden. Bis dahin hatte ich einfach vorausgesetzt, dass wir aus einem einzigen Stück waren. Dass so etwas nie passieren könnte. Eine kleine vierköpfige Familie, in menschliche Form geknetet und dann fixiert. Unveränderlich. Fertig. Sodass keine dieser Figuren je die Person sein könnte, die all diese Teile von außen beobachtet. Dass daraus notwendigerweise eine vollständige Form werden würde, die aus drei Figuren bestand, ist etwas, das ich an diesem höhlenartigen Ort begriff. Es ist eine Vorstellung, die ich mir anschaute und anschaute und anschaute und wieder und wieder anschaute – und einfach nicht begreifen konnte. Und all die Situationen, die mich in der Vergangenheit mitgenommen hatten, fielen in eine Rubrik. Und diese neue Situation der Verzweiflung fiel in eine ganz andere. Es war ein durch und durch körperliches Gefühl. Und wenn es mich übermannte, rollte sich mein Körper zusammen wie ein Wahrsagerfisch auf einem warmen Handteller.

Als die fünf Tränentage kamen, füllten sie Räume, die ich nie gekannt hatte. Ungenutzte Räume. Vergessene Räume. Orte, wo ich mal gewesen war. Die Flut donnerte durch Absperrungen und spülte Hemmnisse hinweg, als wären sie Grashalme. Sie trug mich hinweg – sie trug alles hinweg. Ich schaukelte auf der Oberfläche dieses steigenden, strömenden Wassers, die Arme ausgestreckt – ein kleiner Mann, der davongetragen wurde. Es gab keinen Grund, nach jemandem zu rufen; es gab keine andere Möglichkeit zu reisen, nur Wasser. Nichts blieb zurück. Keine Egos in versteckten Ecken, keine noch vergrabenen beängstigenden Gedanken. Ein Becher Schokoladeneis, den ich gegessen hatte, als ich fünf war, trieb vorbei. Ein halb vergessener Lehrer, ein Stück brauner Teppich, das Auto, mit dem ich als Siebzehnjähriger einen Unfall gebaut hatte, ein bemalter Holzklotz – alles dümpelte mit mir im Wasser.

Am Ende dieser fünf Tage sickerte das Wasser zurück in die Erde, und die Emotionen, die es zurückließ, waren solche, die ich mir nie erlaubt hatte, voll wahrzunehmen oder richtig zu empfinden: Verletzlichkeit gegenüber dem, was ich war und bin und sein werde. Sehr einfache Gefühle. Ich habe Gespräche über den Nutzen von Lachen geführt, glaube aber nicht mehr, dass es die beste Medizin ist. Am Ende jener fünf Tränentage fühlte ich mich ruhiger und gelassener als zu irgendeinem anderen Zeitpunkt meines Lebens. Ich hätte die Hand ausstrecken und mich selbst darin wiegen und aufs Gramm genau das Gewicht dieses meines kleinen Lebens schätzen können. Ich erkannte mich selbst in jenen dunklen Tagen. Ich fühlte mich stiller. Ich horchte auf den Verlust und wusste genau, wo und wer ich war. Es fühlte sich an wie ein Geschenk. Winzig, aber doch unübersehbar vor einem dunklen Hintergrund. Wie etwas Wiedergewonnenes.

Cuckmere Haven

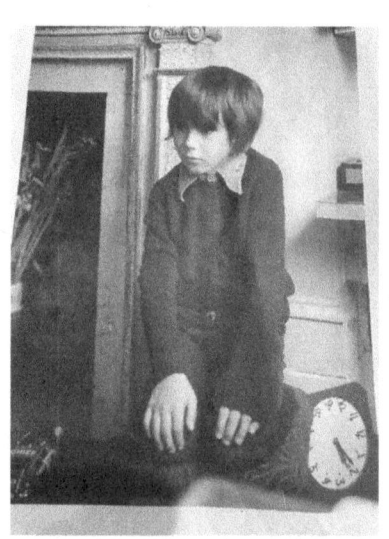

Als wir ankamen, wirkte das Land um dieses weiß ver-
kleidete walisische Bauernhaus flach und überlaufen.
Neben einem verrosteten roten Traktor in bedenklicher
Schieflage wuchs hohes Gras in den Gemüsebeeten.
Und überall auf dem großen ungepflegten Grundstück
standen die Wracks von etlichen ewig nicht mehr benutzten Fahrrädern herum.

Das war in den späten 1970ern. Ich war acht oder
neun Jahre alt. Das Haus hatte irgendwas mit dem damaligen Lebensgefährten meiner Mum zu tun, und er
machte mit uns einen Wochenendausflug dorthin. Ich
saß hinten in seinem VW-Camper und starrte zwischen
ihren Köpfen hindurch auf die Autobahn.

Das Haus, in dem eine Wohngemeinschaft lebte, war
schäbig eingerichtet, mit Stoffdecken und wackeligen,
bunt gestrichenen Holzmöbeln. Es roch unangenehm
nach Räucherstäbchen und schmutzigem Geschirr –
wie etwas, das seinem Ende entgegengeht. Einige Leute
wohnten dauerhaft in dem Haus, und andere, wie wir,
waren nur zu Besuch, aber ich freundete mich nicht mit
den Kindern dort an. Während unseres Aufenthalts
spielte ich die meiste Zeit im Garten mit einer Fahrrad-
felge oder saß im Camper und las Comics. Aber an beiden Tagen war ich morgens schon früh auf den Beinen

und ging nach unten in eine warme Küche, wo ein riesiges Stück Schinkenspeck für den allgemeinen Gebrauch an einer Kordel hing. Er sah ganz anders aus als der abgepackte Schinkenspeck, den wir zu Hause im Kühlschrank hatten, und ich sah zu, wie die Leute mit dem Messer an dem Stück herumfuhrwerkten. Der Speck war völlig zerfleddert, und ich erinnere mich, dass ich immerzu darauf starrte, weil ich das Ganze so grotesk fand. Etliche schräg aussehende Typen kamen zum Frühstück herunter und schnitten sich ab, was sie brauchten. Ich wusste nicht, was wir in dem Haus eigentlich machten, und niemand redete viel, also saß ich nur stumm auf einem Hocker in der Ecke der Küche und schaute zu, wie das baumelnde Stück Speck langsam auspendelte.

In einer anderen deutlichen Erinnerung, die ich habe, musste ich mit fünf oder sechs anderen Kindern in einem großen Doppelbett schlafen. Ich glaube nicht, dass das ein irgendwie lustiges Erlebnis war oder Spaß machte, weil ich mich an die Momente vor dem Zubettgehen erinnere und an meine panische Suche nach Alternativen – wie die Suche nach einer Baumwurzel, wenn man einen Steilhang hinunterrutscht. Ich fühlte mich unangenehm eingeengt und wünschte, ich wäre eines der Kinder, die am Rande des Betts schliefen. Die Situation überforderte mich, aber ich weiß nicht mehr, ob ich das ganze Wochenende so durchstand oder ob ich für die zweite Nacht eine Alternative fand. Obwohl ich schon mindestens acht Jahre alt war, machte ich noch immer ins Bett, ich vermute also, dass mein Widerstreben zum großen Teil daher rührte.

An einem der Tage nahmen alle Erwachsenen Magic Mushrooms, dann fuhren wir in mehreren Fahrzeugen zum Strand. Es war ein Kiesstrand bei Flut im Herbst oder Winter. Möglicherweise habe ich Veränderungen im Verhalten der Leute bemerkt, aber sicher bin ich mir da nicht. Wir waren bloß eine große Gruppe von Leuten, die den Nachmittag am Strand verbringen wollten. Ich habe keine Erinnerung an meine Gefühle in der Situation – sogar ganz im Gegenteil –, ich weiß nur noch, was passierte, als wir dort ankamen. Ich schloss mich den anderen nicht an, ging nicht mit ihnen hinunter zum Strand – ich blieb einfach stehen und betrachtete die Gruppe von oben. Ich erinnere mich nur an die Erwachsenen, aber wahrscheinlich waren auch Kinder dabei – mit Sicherheit sogar, denn es war eine große Gruppe. Ich weiß nur, dass ich nicht bei ihnen war. Ich stand abseits auf einer etwa sechs Meter hohen Anhöhe aus Sand und Stein.

Ich hatte Kieselsteine aufgesammelt und schaute zu den anderen hinunter. Die Steine waren eine Mischung aus blauen und welchen mit den cremefarbenen Schattierungen gesprenkelter Eierschalen. Wenige Augenblicke später fing ich an, die Gruppe mit meinen sorgfältig ausgesuchten Steinen zu bewerfen, und mir fiel auf, dass die flachen blauen bogenförmig durch die Luft schwirrten, sodass sie mit einiger Geschwindigkeit und an unvorhersehbaren Stellen landeten. Ich konnte sie nach oben oder zur Seite schleudern, aber egal, wohin ich sie warf, die Männer und Frauen unterhalb von mir schwankten hin und her oder sprangen zur Seite, schlugen mit den Beinen aus wie aufgeregte Fohlen. Ich hatte nicht die bewusste Absicht, jemanden zu treffen, und ich zielte auch nicht auf jemand Bestimmtes. Es war eher etwas Hypnotisches.

Anfangs gab es viel Verwirrung unter den Leuten, und ich schätze, die Wirkung der Magic Mushrooms erschwerte es ihnen, zu erkennen, was real war oder nur Einbildung. Aber als sie sich meiner Anwesenheit bewusster wurden und die Flugbahn der Steine verfolgten, waren sie in der Lage, sich wie Fischschwärme zu teilen. Und sie wechselten zwischen Ausweichmanövern und zunehmend aggressiven Reaktionen in meine Richtung hin und her: wutverzerrte Mienen und wilde Schreie – klaffende Formen, die sie mit ihren Mündern machten. Und dann hörte es auf, oder vielleicht hörte ich auf. Ich weiß nicht, wie die Sache endete. Ich erinnere mich nicht daran, nur an das Werfen und an die Leute unterhalb von mir. Und das war's.

Wenn man zu Vögeln hinaufschaut, die am Himmel kreisen, kann die Welt, obwohl sie ohnehin schon regungslos erscheint, im Vergleich zu dem Geschehen da oben noch regungsloser wirken. Und wenn man dann länger den Hals reckt, um beispielsweise Tauben oder zwei Kinderdrachen oder, wie in diesem Fall, Möwen zu betrachten, fühlt sich die Zunge hinten im Rachen schwer an, und etwas Schwindelerregendes passiert, als hätte der kreisende Planet sich unabsichtlich verraten. Es kann sogar passieren, dass man mit dem Kopf im Nacken nach hinten kippt oder man zumindest das Gefühl hat, bis man die Arme ausbreitet und einen ausgleichenden Schritt rückwärts macht, die Zunge locker wird und der Hals sich entspannt, während man auf der jetzt noch unbewegteren Welt sein Gleichgewicht wiederfindet.

Als das braune Teppichstück und der Becher Schokoladeneis an mir vorbeisegelten, tat das auch dieser fast vergessene Junge, der nach all der Zeit noch immer mit Steinen in der Hand oben auf der Anhöhe stand. Jetzt fühlt es sich so leicht an, da hinaufzusteigen und seine viel kleinere Hand in meine zu nehmen oder einfach eine Weile bei ihm zu stehen und das zu betrachten, was er sieht. Womöglich vergessen wir sogar die Leute da unten, als hätte es sie nie gegeben. Ich weiß nicht, was wir machen würden – bloß irgendwas, das für diesen kleinen Jungen tröstlich ist. Es kommt mir so leicht vor, eine ganz einfache Geste. Nach so langer Zeit von da oben herunterzukommen.

Wir würden zu Hause ankommen. Ich würde meine Söhne bitten, auf dem Sofa zusammenzurücken. Wir würden ihn in Decken wickeln und dann so weitermachen wie sonst auch – einfach Dinge erledigen und Bücher lesen und kochen und spielen und darüber streiten, ob es einen oder zwei Kekse gibt. Dasselbe, was wir immer tun, aber mit diesem anderen Menschen dabei, als wäre das ganz normal.

Drei Jahre vor den Steinen auf der Anhöhe waren meine Eltern dabei, sich zu trennen. Meiner Erinnerung nach lebten die Menschen in dem Haus so ziemlich jeder für sich, und nachts wurde häufig lautstark gestritten, sodass ich wahrscheinlich nicht enttäuscht war, als wir dann schließlich fortgingen.

Ich vermute, dieses Zuhause hatte ein besonderes Merkmal, das in den vier Wänden von allen unglücklichen Familien zu finden ist. Wenn man ein solches Haus betritt, wird man auf der obersten Treppenstufe mindestens eine müslischalengroße Vertiefung im Teppich entdecken: eine einzelne Vertiefung in Häusern mit nur einem Kind, und eine weitere für jedes Kind im Alter zwischen vier und zwölf. Dort hocken die Kinder in ihren Pyjamas, Ellbogen auf die Knie gestützt, Hände um traurige Gesichter gelegt, während sie stumm dem kreischenden, geifernden Hin und Her an Vorwürfen ihrer Eltern lauschen.

Ich kann das meiste, was ich auf der obersten Stufe hörte, aufschreiben, weil sie beide wieder und wieder dasselbe Skript durchspielten, in Abständen von zwischen einem und drei Jahren und mit wechselnden Partnern. Sie ließen also die eine Situation hinter sich, taumelten und trudelten in andere Beziehungen, die mit der gleichen Unzufriedenheit endeten.

Meine Mum war Mitte dreißig, groß und hübsch mit langem, glattem, dunklem Haar. Ihr Gesicht und ihr Hals wirkten etwas länglich oder gedehnt und ganz leicht nach oben gereckt, als hätte dieser Teil ihres Körpers vergeblich versucht, von irgendetwas Unangenehmem wegzukommen, das auf dem Boden lag. Sie war ein bisschen sprunghaft und nervös, aber in ihren Beziehungen zu Männern schien es immer irgendeinen Zeitpunkt zu geben, an dem sie anfing, Feuer zu speien und zu kreischen wie einer von diesen kreiselnden Feuerwerkskörpern, die von einem festen Punkt aus in alle Richtungen Funken sprühen.

Ich glaube, zu diesem Zeitpunkt in ihrem Leben hatten meine Eltern beide Affären und brachten sich gegenseitig hemmungslos in Rage, und anscheinend gab es da einen nächtlichen Tanz, den beide beherrschten und in dem sämtliche Einzelheiten ihrer jeweiligen Untreue die brisantesten Konflikte befeuerten. Eine der seltsamen Eigenschaften meines Vaters bestand darin, dass er nur bei diesen Gelegenheiten richtig grinste und seine Zähne sehen ließ. Er hatte einen dunklen Teint, tief liegende blaue Augen und langes dunkles Haar, das er sich häufig aus der Stirn nach hinten strich, und sein verkniffener Mund verlieh ihm ein grüblerisches, schwermütiges Aussehen. In dieser Phase seines Lebens – er war nur wenige Jahre älter als meine Mum – war das noch nicht so auffällig, aber als er älter wurde und aufwendige Zahnbehandlungen hatte oder als sein Zahnfleisch altersbedingt zurückging, musste er sich beim Lächeln bewusst bemühen, die Oberlippe so tief wie möglich übers Gebiss zu ziehen.

Wenn sie nur auf die Idee gekommen wären, ihre Streitigkeiten effektiver zu inszenieren, hätten sie ihre Tiraden auf Karteikarten schreiben und sich gegenseitig vorhalten können. Dann hätten sie mich nicht so oft wecken müssen. Denn die Vorwürfe waren immer die-selben, die Verteidigungen waren immer dieselben – allem und jedem gegenüber. Das Toben und Brüllen, gegeneinander und gegen unbekannt, um etwas Zuwendung oder um etwas Abstand zu gewinnen. Und die Frage, warum keiner richtig zuhört. Es müssen irgendwelche uralten Stimmen gewesen sein, sodass die zwei kleinen Augen, die durch das Geländer herabspähten, eigentlich nicht kleiner oder verängstigter waren als die beiden Augenpaare unten.

Oder die oder der eine hätte wettern können und die oder der andere hätte einfach nur »Dito!« sagen müssen.

Oder sie hätten ihre Vorwürfe auf kleine Quadrate schreiben und mit der Vorderseite nach unten aufreihen können, um sich dann auf den Teppich zu knien und zusammen Memory zu spielen.

Oder sie hätten aus jedem Vorwurf eine Schneekugel machen, sie sich gegenseitig vorhalten und wütend schütteln können.

Ich denke, die Diagnose einer unheilbaren Krankheit ist das allerfeinste Instrument, das ein Schriftsteller haben kann: Es ist der Blick auf Anfang und Ende von einer hohen Warte aus. Man ist nur selten in der Lage, einen Landstrich in seiner Gänze zu betrachten, sodass nichts für sich allein besteht, sondern vielmehr als Bestandteil einer weiten ausladenden landschaftlichen Einheit wahrgenommen wird. Und Objekte oder Augenblicke, die lange Zeit in gewaltigen Teichen der Erinnerung dahintrieben, werden plötzlich sichtbar und neu gestaltet und völlig klar.

Bevor Gill und ich Eltern wurden, wanderten wir gern in den South Downs und die Küstenpfade entlang. Selbst als wir nach London gezogen waren, standen wir an manchen Sonntagen früh auf und fuhren an die Küste, um dort zu frühstücken. Wir parkten meistens in Seaford. Wir schnürten unsere Stiefel auf den Bänken, blickten aufs Meer und bestiegen dann den ersten von vielen hohen, wogenden Kreidefelsen. Von ganz oben schauten wir zu den sogenannten Seven Sisters hinüber, und gelegentlich erkundeten wir auch diese höheren Klippen, aber eigentlich waren wir lieber hier. Auf diesen vielen An- und Abstiegen zwischen einem Parkplatz direkt am Strand und der breiten Kiesfläche, wo die Schwemmebene der Cuckmere-Mündung sich bis ins Meer erstreckt. Wir wanderten bei jedem Wetter diesen gigantischen, förmlich herausgemeißelten Abschnitt der Kalkküste entlang und trotzten Wind und Meer. Und am liebsten waren wir auf einer bestimmten Klippe auf halber Strecke unseres Weges, von der aus nicht nur das Ziel zu sehen ist, sondern auch der Anfangspunkt. Die Stelle, wo wir geparkt hatten, und der lange weite Strand, wo wir unseren Lunch essen würden. Nach vorne schauen und wissen, wo es enden wird; zurückschauen und sehen, wo es begann.

Es gibt ein Foto von mir als Fünfjährigen, auf dem ich in grauen Shorts und einem weinroten T-Shirt im Garten stehe. Meine Hände bedecken meine krummen

Knie. Ich sehe aus, als wäre ich für irgendetwas bereit. Ich sehe gespannt aus. Und darunter zeigt ein mit rotem Kuli gemalter Pfeil auf die blonde Action-Man-Figur zu meinen Füßen.

Abgesehen von der Zeit, die ich oben auf der Treppe verbrachte, habe ich zwei weitere Erinnerungen an diese Phase meines Lebens. Die erste ist die Entdeckung, dass ich mein eigenes Eis herstellen konnte, indem ich zwei verschiedene Sorten schmelzen ließ und gemeinsam zurück in die Tiefkühlung packte. Die zweite ist, dass ich ins Wohnzimmer komme und jedes Möbelstück umgekippt wurde. Verschüttete Flüssigkeiten und Bücher und Vasen auf dem Boden verteilt, und alles, was einmal aufrecht stand, verbeult oder zerbrochen auf dem Boden. Kein einziger Gegenstand in dem Raum noch so, wie er sein sollte.

Nachdem meine Eltern sich getrennt hatten, besuchte ich meinen Vater jedes zweite Wochenende. Unser Haus war verkauft worden, und er hatte einen kleinen Bungalow an einer größeren Straße in einer Wohnsiedlung gemietet, nicht weit von dort, wo wir früher gewohnt hatten. Manchmal saß ich auf der Gartenmauer und beobachtete eine Gruppe älterer Jungs, die mit nacktem Oberkörper in kerzengerader Haltung freihändig auf und ab radelten. Das Haus hatte einen großen Garten mit einem Teich und ein großes Wohnzimmer, in dem ich meine Samstagsbesuche vor dem Fernseher verbrachte und Süßigkeiten aß. Es gab etliche Frauen, die kamen und gingen, aber die eine, an die ich mich erinnere, war groß und knochig und hatte blonde Dauerwellenlöckchen.

An einem Wochenende sah ich gleich, als ich kam, dass die ungestrichene Wohnzimmertür im unteren Viertel eine frische, tiefe Delle hatte, als hätte jemand mit einem großen Hammer dagegengeschlagen. Ich glaube, mein Vater lachte und erzählte mir dann, dass die Frau versucht habe, ihn zu treten. Ich glaubte ihm – nicht nur, weil ich fünf war und alles glaubte, was Erwachsene mir erzählten, sondern auch, weil ich die Frau Furcht einflößend fand.

An einem dieser Samstage lag ich auf dem Sofa im Wohnzimmer und guckte im Fernsehen eine Wrestling-Übertragung, als diese große Frau hereingestolpert kam. Ihre Bewegungen waren gestelzt und eckig, als würde sie eher hüpfen statt gehen. Ihr Hals ruckelte befremdlich nach links und rechts, und sie schien nach etwas ganz Bestimmtem zu suchen, aber dann änderte sie die Richtung und steuerte auf mich zu. Ich glaube, sie war sehr angespannt und es musste irgendwas passiert sein, denn als sie das Sofa erreichte, nahm sie ein Kissen und warf es mir an den Kopf. Ich stelle mir vor, dass wir beide wahrscheinlich dabei zusahen, wie das Kissen abprallte und auf dem Teppichboden zum Liegen kam, aber falls es in dem Moment eine gewisse Ruhe gab oder sie sich erleichtert fühlte, so war das nicht von Dauer, denn sie ging kreischend in die Knie, breitete die Arme aus und machte eine Wackelbewegung mit den Händen, als wäre das hier ihr Nest, als hätte sie eine große Flügelspannweite, als wäre sie, aus einer anderen Epoche kommend, hier gelandet, um festzustellen, dass ich alle ihre Eier gegessen hatte – was sie nachvollziehbarerweise zutiefst erschüttert hätte. Aber damals konnte ich das nicht einschätzen. Sicherheitshalber nahm ich die Füße vom Sofa. Ich war sehr verunsichert. Sie machte bloß dieses Geräusch, ohne mich auch nur anzusehen, und dann verschwand sie. Es war das Nichtwissen, das mich verwirrte. Es machte das Ganze noch ein wenig beängstigender. Deshalb war ich jedes Mal, wenn ich meinen Vater besuchte, äußerst vorsichtig bei allem, was ich sagte oder tat.

Von den Frauen in seinem Leben zur damaligen Zeit war sie die Erste, an die ich mich erinnern kann. Etwa zehn Jahre lang schien er alle seine Freundinnen ganz oben an einem sehr steilen Abgrund aufzugabeln, um immer wieder dorthin zurückzukehren und sich eine Neue zu suchen. Ich denke mir, dass sie alle durchaus bereitwillig waren, weil es da oben ja zum Fürchten sein musste. Im Alter zwischen fünf und fünfzehn Jahren lernte ich eine ganze Reihe von ihnen kennen, und sie schienen immer am Rande von etwas zu sein – am Rande von Gewalt, von Verzweiflung oder von Trunksucht oder von allem zusammen und vielleicht noch von einigem mehr. Allen Frauen gemein war, dass sie einen verletzlichen und instabilen Eindruck machten, und ich frage mich, was er sich von ihrem traurigen Leben erhoffte.

Eine der großen Herausforderungen für Kinder ist die Tatsache, dass sie immer zu Erwachsenen hochgucken müssen, und in sehr jungem Alter kann dieser Winkel beachtlich sein. Es ist stets ungleich besser, sich Gegenständen oder Personen mehr oder weniger auf Augenhöhe zu nähern. Besonders problematisch wird es für Kinder, wenn die Erwachsenen um sie herum ins Kippeln geraten oder in einer Kurvenlinie schlingern, die ein erhebliches Risiko birgt. Aus ihrer dem Boden näheren Position können Kinder nun mal nicht richtig einschätzen, welchem Risiko sich die größeren Personen aussetzen und aufgrund ihrer räumlichen Nähe eben auch die ihnen anvertrauten Kinder. Daher sind Kinder so schutzlos, wenn jemand seinen Höhenvorteil in böser Absicht ausnutzt oder wenn jemand seine eigene Größe nie richtig unter Kontrolle hat oder haben wird.

In unseren letzten Wochen in Portugal war Toms und Jimmys Sicht auf das Leben der Erwachsenen durch unsere abschüssige Lage an einem Berghang erfreulich verzerrt gewesen. Wenn der Brotwagen mittags um zwei vor unserem Haus hielt, streckten beide ihre Hände durch das heruntergelassene Seitenfenster, und der Bäcker gab jedem von ihnen ein frisches Brötchen. Und als unser Auto nicht ansprang, schaffte Gill es, vier alten Männern, die auf der Straße Karten spielten, das Problem pantomimisch zu vermitteln. Wenige Augenblicke später tauchte ein kleiner roter Trecker mit Starthilfekabeln auf, den Tom und Jimmy ehrfürchtig bestaunten. Diese Schlüssel-dreh-Pantomime machte Gill zu einer lokalen Berühmtheit, und anscheinend lag das nicht nur an der Geste, sondern auch an dem kläglich

orgelnden Tuckern, das diese Handbewegung beglei-
tete. Fortan wurden wir überall im Dorf unweigerlich
mit einem strahlenden Lächeln und der unverkennba-
ren Imitation von Gills berühmtem *Luftzündschlüssel*
begrüßt. Nach einigen Tagen dieser neu gewonnenen
Aufmerksamkeit standen eines Abends vier Frauen aus
dem Dorf vor unserer Tür und luden Gill ein, mit ihnen
tanzen zu gehen. Sie kicherten, warfen sich Seitenblicke
zu, bevor sie sich mit hüpfenden Bewegungen gegenseitig anstupsten, Hüften und Knie kreisen ließen und
durch das wiederholte fröhliche Drehen von Daumen
und Zeigefingern demonstrierten, dass Gills Zünd-
schlüssel-Pantomime nun zum gängigen Element eines
Tanzes geworden war.

Das Haus meines Vaters brannte ab, und er mietete eine
Wohnung mit langen Fluren, die mal ein Seniorenheim
gewesen war. Sie duftete nach Großeltern, und an den
Türen hingen noch immer Zimmernummern aus
Chrom. Ich glaube, ich war noch fünf, vielleicht auch
sechs, und er hatte eine große, dunkelhaarige Freundin,
die gerade mal neunzehn Jahre alt war. Ich bin mir nicht
sicher, aber ich könnte mir vorstellen, dass er sich aufgrund ihrer Jugend dazu animiert fühlte, aktiver zu
werden. Abends waren sie oft im Pub und spielten
Darts. Je nach Pub wurde ich manchmal mit einem
Klopfen an die Scheibe aus dem Auto geholt, was immer sehr spannend war, und dann durfte ich mit einer
Packung Chips im Eingangsbereich sitzen. In dieser
Zeit war er außerdem mit dicken lila Blutergüssen an

Hals, Brust, Armen und Rücken übersät. Ich dachte mir, dass sie schmerzhaft sein mussten, und sie machten mir Angst.

Ich erinnere mich an ein Schlafzimmer am äußersten Ende des langen Hauptflurs. Ich fand es besonders interessant, weil ich in diesem Raum auf einen Stapel Pornos stieß, die in einer grün gestrichenen Rattankiste am Fußende des Bettes lagen. Mitte der 1970er waren Pornohefte noch ein recht augenfälliger Teil des Lebens, so kam es mir zumindest vor. In Zeitungsläden waren sie noch nicht auf das oberste Regal verbannt worden, und ich erinnere mich, dass mir das ziemlich normal vorkam.

Obwohl ich schockiert war, als ich endlich einen Blick in ein solches Heft werfen konnte, und obwohl mich die Bilder verunsicherten, lockten sie mich doch immer wieder an. Im Laufe der Jahre erwischte mein Vater mich ein paarmal mit ihnen, und er wirkte dann immer beleidigt oder gekränkt – als wäre ihm ein Unrecht geschehen.

Häufiger noch entzündete sich sein Groll, wenn eine seiner Freundinnen irgendwas gemacht oder unterlassen hatte, zum Beispiel ein Essen nicht so zubereitet, wie er es haben wollte. Ich erinnere mich an seine barschen Ausbrüche, an seine wild gestikulierenden Arme, wenn er aus dem Zimmer stürmte. Ich erstarrte dann und hielt die Augen stur geradeaus, sodass ich nur am Rande meines Gesichtsfeldes mitbekam, wie er mit rudernden, schwimmzugartigen Armbewegungen – als würde er wütend rückenschwimmen – durchs

Wohnzimmer und raus auf den Flur lief und dabei lautstark Zutaten herunterrasselte. Und ich hatte das Gefühl, dass er schneller und würdevoller hätte gehen können, wenn es nicht so gewirkt hätte, als müsste er jeden Fuß vom Boden losreißen, jedes Knie anheben, um sich aus einer Art klumpigem Morast zu befreien. Danach war es eine Weile still. So lief das jedes Mal ab. Niemand sagte etwas, und er kam einige Minuten oder Stunden später zurück.

Einmal, an einem Sonntag, war im Garten ein Tisch gedeckt worden. Ich glaube sogar, es war der Wohnzimmertisch, der nach draußen gestellt worden war, und Geschirr klimperte und klapperte, während wir unsere Teller füllten. Alle waren sehr konzentriert, und es wurde nicht viel geredet. Und dann bat mein Vater um die Bratensoße.

Wenn ich heute an diesen Vorfall zurückdenke, scheint mir die Unerfahrenheit der Köchin vielleicht die nächstliegende Erklärung für das Fehlen von Bratensoße zu sein. Ich weiß nicht mehr genau, mit welcher Frau er zu dieser Zeit zusammen war. Ich habe sie nicht mehr klar vor meinem geistigen Auge, aber ich erinnere mich, dass sie sich große Mühe gegeben hatte, denn ich fand, dass alles sehr gut aussah. Eigentlich war es nur ein harmloser kleiner Fehler, denn sie hatte ansonsten an alles gedacht.

Mein Vater sank in seinem Sessel zurück: Die Sache mit der Bratensoße war für ihn anscheinend ein nahezu unverzeihlicher Fehler. Zutiefst enttäuschend. Ich denke, der Anblick des trockenen Essens war ein bisschen zu viel für ihn, und er schob seinen Teller weg. Man merkte ihm an, dass er die Situation als ungerecht empfand: der letzte Tropfen, der irgendein Fass zum Überlaufen brachte, und ich glaube, das sagte er auch. Ich hatte Mitleid mit ihm, so wie immer. Das Zucken seiner vertrauten Gesichtszüge, sein verzerrter, entstellter Zorn. Und ich schaute zur Seite oder nach unten, wartete darauf, dass es aufhörte, wartete darauf, dass ein Gegenstand zu Bruch ging, wartete darauf, was er zu sagen hatte, über Bratensoße oder irgendwas. Wartete darauf, dass er wegging, und dann auf den nächsten Tag, wenn alle wieder miteinander reden konnten.

Einige Zeit nach der Neunzehnjährigen gab es eine ältere Frau in seinem Leben. Sie hatte eine Tochter namens Kelly, die etwa in meinem Alter war, und ich erstarrte, als ich das erste Mal jemanden in der Wohnung sah, der so klein war wie ich. Ich denke, ihr erging es ähnlich, aber dann drehte sie sich um, flatterte mit den Armen wie eine startende Gans und trabte den Flur hinunter, als wäre ihre untere Hälfte ein Pony. Und ich glaube, bis zu dem Moment etwa drei Monate später, als es jäh zu Ende ging, lief ich ihr jedes Mal, wenn es sich ergab, so schnell ich konnte, den Flur entlang hinterher.

Ich erinnere mich, dass ich einmal eine ganze Sammlung von Rohrstöcken und Peitschen fand. Ich fragte herum, was es damit auf sich habe, aber niemand gab mir eine Antwort. Dann fragte mich jemand, was ich denn meinte, warum bei uns so viele ältere Männer zu

Besuch kämen. Das konnte ich nicht beantworten. Schließlich schob ich auch das in meine innere Leere, die, wie ich heute weiß, für alle unglücklichen Kinder einen nützlichen Aufbewahrungsort darstellt. Ich kann mich nicht genau an Kellys Mum erinnern, genauso wenig daran, ob diese Sammlung von Gegenständen ihr gehörte oder ob sie eine seiner damaligen Freundinnen war, die dieser Art von Arbeit nachgingen, aber wie auch immer, ich denke, die häusliche Situation damals war für ein Kind verwirrend, und ich glaube, die verfügbaren Anhaltspunkte waren nicht so eindeutig, dass Kelly und ich sie leicht hätten enträtseln können.

Vor einigen Monaten haben wir für Tom die Autozeitschrift *Land Rover Monthly* abonniert. Die dritte Ausgabe kam vor zwei Tagen an, und Gill und ich wechseln uns darin ab, mit Tom Beiträge über reparierte Kurbelwellen und Werkzeugsätze für Zahnriemenwechsel zu lesen. Gestern Abend erfuhren wir alles über die zweite Generation des Range Rover P38 und vor allem über den historischen Meilenstein im Jahr 1994, als der Übergang vom alten 200Tdi-Motor zum neuen 300Tdi eine enorme Verbesserung des Drehmoments und der Beschleunigung beim P38 brachte.

Mir ist aufgefallen, dass Gill ebenso wie ich dazu neigt, das *Land Rover Monthly* hinter die Sofapolster zu schieben oder es etwas oberhalb von Toms Reichweite ins Regal zu legen. Aber egal, was wir unternehmen, kurz vor sieben taucht die Ausgabe wie aus dem

Nichts wieder auf, und wir beginnen die abendliche Lesestunde, ohne dass einer von uns irgendetwas versteht, was technisch komplizierter ist als *Motor* oder *Reifen*.

Doch so schwer es mir auch fällt, diese Passagen zu lesen, wenn ich in Toms Gesicht schaue – sein entschlossenes Festhalten an diesen unbegreiflichen Texten erkenne –, wird mir klar, dass mein Unbehagen im Vergleich zu dem unermesslichen Aufwand von Toms Bestreben völlig unbedeutend ist. In diesen Monatszeitschriften steckt irgendetwas Klitzekleines, das viele Meilen unter der Erde vergraben ist, und wir alle suchen danach, obwohl keiner von uns weiß, was es ist. Oder ob es überhaupt *existiert*. Aber diese Ungewissheit spielt keine Rolle. Tom leuchtet mit seiner starken Taschenlampe auf den Boden, und Gill und ich helfen ihm, indem wir die Erde umgraben, sie mit den Fingern nach Geheimnissen durchsieben, die vielleicht da sind, vielleicht aber auch nicht.

Ich achte das Bemühen meines sechsjährigen Sohnes. Alle Eltern achten diese Arbeit, die Kinder leisten. Und noch während er auf meinem Schoß sitzt, betrachten meine Augen ihn zeitgleich aus einer stillen dunklen Ecke auf der anderen Seite des Raumes, beobachten friedlich diese einsame universelle Suche eines Kindes, und ich begreife und fühle, dass alles okay ist und dass es das vielleicht immer schon war.

Wenn ich an irgendein Kinderspiel denke, ob nun Vater und Mutter oder irgendein anderes, denke ich daran, dass Kinder ihre Umgebung dabei vollständig vergessen, ja, nicht einmal registrieren würden, wenn ein Erwachsener ihnen mitten durchs Spiel laufen würde. Ob sie nun von Erwachsenen unbeobachtet spielen oder vor aller Augen, es hat keinerlei Auswirkung auf die Qualität dessen, was sich da ereignet, oder auf das Gefühl der Versenkung bei den beteiligten Kindern. Und als Kelly vorschlug, sie wäre Mum und ich wäre Dad, muss das Schlafzimmer ein gewisses Gefühl von Häuslichkeit vermittelt haben, das wir wahrscheinlich mit Geschirr und Besteck und anderen Requisiten untermauerten. Aber ich glaube, die Tür war immer geschlossen, und wir konnten unsere Umwelt in dem Moment doch nicht so ganz vergessen, sodass wir wohl nachschauten, wo die Erwachsenen waren, wenn wir spielten – den Gang entlanggingen oder in den Garten, bloß um uns zu vergewissern. Und dann kamen wir zurück, und es dauerte nicht lange in der Geschichte unseres Spiels, bis wir das Bett bei dem, was wir ausprobieren wollten, für unverzichtbar hielten und unsere Kleidung dagegen für weit weniger unverzichtbar oder sogar für eine Art Hindernis.

Ich vermute, dass das Vergessen der Umwelt sehr wichtig ist, wenn Dinge spielerisch erkundet werden sollen, und vielleicht macht das ja gerade einen wesentlichen Teil des Vergnügens aus. Ich weiß, dass wir, während sich unser Spiel ohne Requisiten entfaltete, weniger lächelten und auch unser gewohntes Geplapper deutlich nachließ, sobald wir uns ganz ausgezogen hatten. Nicht bloß Kinder, sondern auch Erwachsene stellen das Reden ein, sobald Unsicherheit ins Spiel kommt. Und ich sah keine große Notwendigkeit zu reden, da Kelly eine sehr viel klarere Vorstellung davon hatte, wie dieses Spiel ging. Weil ich sechs war, hinterfragte ich nicht, warum eine Fünfjährige so wild entschlossen war, dieses Ziel in einem solchen Spiel zu erreichen, oder woher sie die Regeln kannte, wie die Spielfiguren aufgestellt werden mussten. Ich zog mich aus, aber ich brachte es einfach nicht fertig, bei dem, was wir taten, genau hinzuschauen oder mich aktiv daran zu beteiligen. Ich legte immer wieder die Arme über den Kopf, als ob ich nach irgendetwas hinter mir tasten würde oder mir der Hut heruntergerutscht wäre und ich ihn mit allen Fingern festhalten wollte. Ich schaute nach oben und tastete so lange wie nötig, oder bis das Ganze vorüber war.

Und das war alles – von Vater und Mutter spielen bis dahin. Ich denke über diese Zeit nach und frage mich, ob andere Jungen und Mädchen beim Spielen auch schon mal solche Sachen machten. Möglich wäre es, keine Frage, aber häufiger denke ich, dass der Verstand von Fünf- und Sechsjährigen nicht auf solche Ideen kommt. Aber ich bin mir nicht sicher; ich weiß nur, dass es bei uns so war.

Nachdem wir bei der schrecklichen und selbstsüchtigen Sache erwischt worden waren, spielten wir meiner Erinnerung nach nicht mehr oft miteinander, und kurz darauf zogen Kelly und ihre Mum weiter. Ich vermisste meine zahnlückige Freundin, wie ich kaum jemanden in meinem Leben vermisst habe. Und ich habe sie nie vergessen und mich mein Leben lang gefragt, was wohl aus ihr geworden ist, immer in der Hoffnung, dass es ihr heute gut geht und dass sie mir vielleicht das schreckliche Unrecht verzeiht, das ich begangen haben muss, was immer es auch war.

Wir schlafen alle zusammen in einem Zimmer, in einem Cottage auf einer Farm im ländlichen Hampshire. Der Raum besteht fast nur aus Betten und sehr wenig Fußboden – wir könnten daher genauso gut irgendwo in der Wüste in einem Zelt sein, unter den Sternen. Aber es ist regnerisch und windig, und Tom und Jimmy liegen schlafend in ihren Betten: die Körper ausgestreckt – ihre friedlichen, gesunden, atmenden schlafenden Körper. Ich komme gerne hier herein und spüre, wie mein rastloser Atem in ihrem versinkt. Dieses Zimmer bei Nacht – das Rütteln des Windes am Blechdach der Scheune, das Huschen der Mäuse hinter den Fußleisten. Das Prasseln des Regens aus den Regenrinnen und das Schnaufen eines Zweijährigen, als er einen Arm zum Kopf hebt, die Hand nach außen und oben dreht, wie die Bewegung einer kleinen Turbine, die ihn herumrollt und auf den Rücken bugsiert.

Alles ist jetzt ein Aussichtspunkt – der Blick in die Vergangenheit von einer Anhöhe, und die Flugbahn von flachen Kieselsteinen, die auf eine Gruppe Hippies am Strand zuschwirren, oder hier, wenn ich hinab auf meine schlafenden Kinder schaue und ihnen so nah bin, dass ich die Wärme ihrer sich hebenden und senkenden Körper spüre. Aber ich denke nicht, dass ich jetzt klarer sehe, es ist nur alles sichtbarer geworden vor dem Hintergrund. Was zurückliegt, ist jetzt mit einer blassen wässrigen Tönung gefüllt, sodass es leichter ist, Details in allem auszumachen, vom Vordergrund bis hin zum Horizont. Es war schon immer da, doch jetzt sehe ich es, weil es nicht mehr irgendwo im Raum herumtreibt. Es kehrt zum Körper zurück, gleitet aus der freischwebenden Dunkelheit herab und lässt sich nieder.

Nach der Trennung, und als mein Vater in die Wohnung gezogen war, in der so viele Frauen kamen und gingen, hatte meine Mutter ein Cottage in einem Dorf gefunden. Das hübsche Häuschen lag am Ende einer unbefestigten Straße direkt vor einer Wiese mit einem Bach. Es hatte einen Garten mit einer Reihe von Apfelbäumen, einem Zwetschgenbaum und der von Flechten umrankten Steinbüste einer majestätisch aussehenden Frau, der ein halbes Ohr und die Nase fehlte. Sie thronte – manchmal mit einer Katze auf dem Kopf, manchmal im Regen – unweit vom Gartentor in einem Blumenbeet, das von einem schmalen gepflasterten Weg umringt wurde.

Zuerst mochte ich das Haus und lebte ein Leben, in dem ich ein kleiner Mann war. Ich fühlte mich hier viel entspannter und nicht so verängstigt wie bei meinem Vater. Zum Essen wurde der Tisch für zwei Personen gedeckt, und neben dem Beifahrersitz im Auto hatte ich einen kleinen Korb, in dem ich alle meine Schätze aufbewahren konnte: meinen Stift, zwei Autos, Spielzeugsoldaten, ein nützliches Stück Plastik und ein paar Kastanien. Abends bekam ich Geschichten über einen Affen namens Alfonso erzählt, und am Morgen lief ich ins Schlafzimmer meiner Mum, und wir alberten ein bisschen herum. Und im Nu war ein träges Wochenende vergangen, oder wir besuchten Freunde, oder sie nahm mich mit auf Partys. Ich verliebte mich auf eine bewusste Art – zum allerersten Mal.

Als der erste Liebhaber kam und blieb, deckte er den Tisch anders. Wir machten einen gemeinsamen Ausflug mit dem Auto, und ich kramte den Inhalt aus meinem Korb vorne und hielt alles hinten im Fond auf dem Schoß. Ein oder zwei Wochen vergingen, und vielleicht blieb er wieder über Nacht. Ich ließ ihn den Tisch decken und besorgte mir einen Plastikeimer für meine Habseligkeiten im Auto. Am Morgen beschloss ich, nicht ins Schlafzimmer zu stürmen und aufs Bett zu springen. Stattdessen blätterte ich in einem Buch und wartete auf die Schritte der beiden. Danach kam er noch ein paar Mal, und dann nicht mehr.

Eines Tages fragte ich meine Mum nach diesem Mann. Ich saß neben ihr am Esstisch – nur wir zwei –, und sie sagte, dass er nicht wiederkommen würde. Ich war froh über die Nachricht, und ich pflichtete ihr bei, dass es keine gute Idee wäre, ihn wieder in unserem Haus zu haben. Ich konnte ihre Liste mit Kritikpunkten bestätigen. Wir waren beide derselben Meinung, und ich freute mich, als meine Mum sagte, sie fände mich sowieso lustiger. Alles schien geklärt, und ich packte den Inhalt meines Plastikeimers wieder zurück in den Korb neben dem Beifahrersitz.

Einige Monate später kam ein anderer Mann und blieb. Ich war ein wenig enttäuscht, dass wir schon wieder in derselben Situation waren, aber ich deckte den Tisch so, wie der Mann davor es getan hatte, und machte mich auf die Suche nach meinem Plastikeimer. Es waren nur wenige Monate vergangen, und ich erinnerte mich, wie die Abende meist gelaufen waren. Dieses Mal passte ich genau auf, was dieser Mann zu sagen hatte, und versuchte zu beurteilen, wer von uns an dem Abend lustiger gewesen war. Ich fand ihn eher langweilig und war mir ziemlich sicher, dass er nicht wiederkommen würde. Leider war er kurz darauf wieder da und blieb über Nacht. Und im Verlauf des nächsten Monats passierte etliche Male dasselbe. An einem Abend wurden am Tisch Dinge gesagt, die mich irgendwie an die Dinge erinnerten, die ich immer gehört hatte, wenn ich in unserem alten Haus oben auf der Treppe saß. Mir fiel insbesondere auf, dass meine Mum nach dem Essen sehr viel Lärm mit dem Besteck machte, als sie es ziemlich energisch in die Spülschüssel warf.

Ich war überrascht, dass derselbe Mann weiter ins Haus kam. Meine Mum wirkte nicht sehr glücklich, und ich durfte mit meinem Abendessen auf dem Schoß Fernsehen gucken. Wenn er nicht da war, machte ich über die Situation so manche Bemerkungen, die meiner Mum anscheinend einleuchteten. Und dann gönnten wir uns irgendwas Leckeres, um uns aufzuheitern, oder wir blieben lange auf und guckten einen Film.

Ich glaube, ich war ein bisschen genervt, als dieser Mann wieder zu Besuch kam. Und als die beiden am Tisch über irgendetwas lachten, das ich nicht verstand, nahm ich meinen Teller und mein Besteck und ging hinaus in den Garten, wo ich mich auf den Platten neben der majestätisch aussehenden Steinbüste niederließ. Ich schaute zu ihr hoch, und sie sah noch genauso aus wie an jenem Tag, als ich zum ersten Mal durch das Gartentor gekommen war. Das gab mir zu denken, und während ich meine Fischstäbchen aß, sann ich über ihre Beständigkeit und ihren unverwandten Blick nach. Ein oder zwei Jahre vergingen, und ich glaube, in dieser Zeit ging mir alle Freude und alles Vertrauen in das, was ich empfunden hatte, verloren. Ich dachte mehr über diese Frau aus Stein und ihre Botschaft an mich nach – überlegte, wieso sie irgendwie wichtiger war als alle Menschen, die ich kannte.

Ein anderer Mann kam zu Besuch und blieb – das heißt, nach einer Weile nicht mehr. Von da an wollte ich meine Mahlzeiten immer auf meinem Schoß essen. Ich war mir nicht sicher, wie es um die Qualität meiner Gesprächsbeiträge stand, und spielte verschiedene Szenarien durch – wen meine Mutter denn nun am liebsten hatte –, bis mir das Blut förmlich aus den Augen lief. Ich beschloss, meine Schätze dauerhaft in dem Plastikeimer aufzubewahren, und ließ andere den Tisch decken. Ich verlor das Interesse daran, wie es weitergehen würde. Ich teilte meine Zeit zwischen diesem Haus und den Wochenenden bei meinem Vater auf – versuchte, anhand der vagen Hinweise in den Zeitschriften, die er mir gab, herauszufinden, was genau Beziehungen denn nun eigentlich waren. Einige Zeit hier, einige Zeit dort.

Und dann, im Alter von neun Jahren, stand ich auf einer kleinen Anhöhe am Meer und warf mit Steinen nach den Leuten unten am Strand.

Verluste

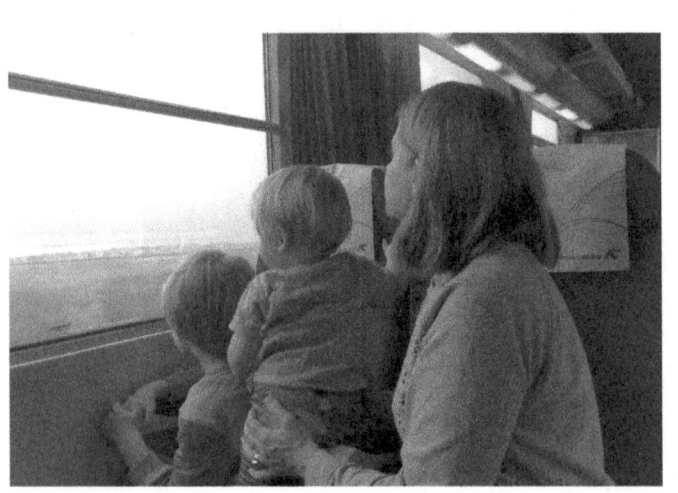

Die allmählichen Veränderungen meines Körpers sind eine Geschichte, die im Frühling auf meiner Fensterbank steht und alle paar Wochen umgetopft werden muss. Für den Autor und Gärtner in mir ist das spannend, aber entsetzlich für den Menschen, der ich bin. Mein Körper ist nicht mehr derselbe, der er an jenem kalten Januartag im Bahnhof Three Bridges war. Jetzt verbringe ich meine Zeit im Rollstuhl und notiere die winzig kleinen Verluste; die Stellen, die ich letzte Woche noch erreichen konnte und die jetzt unerreichbar sind. Die einfachen Handlungen, die ich jetzt kaum noch bewältigen kann. So vieles ist neu und überraschend. Letzte Woche war eine Packung Taschentücher knapp außer Reichweite, und ich musste mir die Nase mit der ungebutterten Seite einer Scheibe Vollkornbrot putzen, die von einem Käse-Sandwich übriggeblieben war.

Nicht alle Verluste sind gleichwertig. So stelle ich jetzt beispielsweise fest, dass mein Penis schrumpft. Dieser Umstand lässt mich an gewisse Hunderassen denken, die viel zu viel Haut für ihre Körperoberfläche haben; die überschüssigen Hautwülste, die sich auf den zu kleinen Körpern den Platz streitig machen, lassen diese Hunde irgendwie kleiner erscheinen. Oder ich schaue nach unten, und mein schrumpfender Penis erinnert mich an einen ehemals beeindruckenden, nun aber schon lange verlassenen Termitenhügel, der von oben nach unten zerfällt.

Dass ich jetzt in eine Flasche pinkele, liegt einerseits daran, dass es schwierig für mich ist, die Toilette zu erreichen: schwierig für mich, aufzustehen, mich zu drehen, zu manövrieren und nahe genug heranzukommen. Aber es ist ebenso die Folge der verstörenden und unberechenbaren Funktionsweise meiner Harnröhre. Aus unerfindlichen Gründen tritt die zu entsorgende Flüssigkeit neuerdings mit unterschiedlichen Geschwindigkeiten aus meiner Harnröhre aus. Ich kann mich nicht mehr auf die Familienlimousine verlassen, an die ich gewöhnt war, denn jetzt rast plötzlich, und ohne sich zuvor im Seitenspiegel angekündigt zu haben, ein pfeilschneller gelber Lamborghini aus Urin vorbei und lässt meinen schlaffen, plissierten Penis wild kreisen wie einen herrenlosen Feuerwehrschlauch. Wenn ich dann endlich wieder die Kontrolle zurückgewonnen habe, hat es manchmal den Anschein, als wäre der Verkehr jäh zum Erliegen gekommen, als wäre die Schnellstraße ohne Vorankündigung gesperrt worden, bis mich wenige Augenblicke später eine nicht enden wollende Reihe älterer Fahrradfahrer auf der Kriechspur überholt, die nur gelegentlich einem PS-starken Kawasaki-Motorrad oder einem Diesel-Tankwagen Platz machen.

Zwischen November und Februar war der Winterhimmel klar und blau. Es waren die ersten Monate nach der Diagnose, und um die Mittagszeit wirkte die Berglandschaft rings um unser Cottage mild und friedlich. An den meisten Tagen konnte ich gegen elf Uhr morgens die Schiebetür öffnen, zu einem Tisch mit Stuhl neben einem Zitronenbaum humpeln und meinen Laptop unter einer Markise aufklappen. Von dort bot sich mir die Aussicht auf das Rabaçal-Tal in Zentralportugal.

Jetzt haben wir November. Ein Jahr ist vergangen, und Gill, Tom, Jimmy und ich wohnen in einem kleinen gemieteten Cottage auf dem Lande in Hampshire. Es ist vier Uhr nachmittags, aber es stört mich nicht, dass es draußen trübe und regnerisch ist. Hier führen wir ein anderes Leben. Die Zitrusbäume sind jetzt Eichen, Eschen und Eiben – und die Art, wie ich meinen Körper manövriere, um schreiben zu können, ist so ähnlich, wie wenn man eine Zitronenhälfte in einer Presse hin und her schiebt, um auch noch den letzten Saft herauszudrücken. Ich kann mich nicht einfach in einen Sessel setzen und schreiben, weil ich nicht in einem Sessel *sitzen* kann; genauer gesagt, ich kann nicht aus einem Sessel aufstehen. Meine Hüftbeuger beugen sich nicht mehr, meine Knie geben nach, und sowohl meine vorderen als auch meine hinteren Oberschenkelmuskeln sind atrophiert. Ich bräuchte einen Patientenlifter oder zwei starke Personen, um aus einem Sessel hochzukommen.

Bevor wir nach Portugal gingen, lebten wir in einer Dreizimmerwohnung im Londoner Stadtteil Crystal Palace. Von diesem hoch gelegenen südlichen Punkt konnten wir bei klarem Himmel und unterdurchschnittlich starkem gelblichem Smog über der Skyline von London bis zum Alexandra Palace auf der Nordseite der City schauen. Unsere Wohnung lag im obersten Stock, und von der Küche und dem Wohnzimmer aus hatten wir, wenn wir in Richtung City in der Ferne blickten, Aussicht auf St. Paul's und den Wolkenkratzer The Shard. Auf den rund fünf Meilen zwischen uns und der Themse wurde die dichte Bebauung von hohen Bäumen verdeckt, wodurch ganz Südlondon wie ein großer Wald wirkte.

Im Frühjahr wird unser Bungalow fertig sein, nur dreißig Minuten östlich von hier, mit einer riesigen Esche am Ende des Gartens und den Wäldern dahinter. Die Türen werden verbreitert und Patientenlifter installiert; es wird ein zusätzliches Schlafzimmer eingebaut, und durch die Glasfront eines neuen Anbaus werde ich hinaus in den Wald schauen können. Mein Ziel ist es, mein Buch bis dahin fertig zu haben. Meine linke Hand funktioniert noch einigermaßen wie immer, aber zwischen den Knochen meiner rechten Hand sind tiefe Rillen. Wenn ich mit dem Zeigefinger tippe, hängen Mittel- und Ringfinger herunter und schleifen unerwünscht tippend über Tasten. Der Trick besteht darin, die fleischigen Handballen unten auf die Tastatur zu legen und die Finger an die richtigen Stellen zu drehen.

Es war ein unglaublich spannendes Abenteuer – von London nach Portugal und wieder zurück. Aber ich weiß nicht, ob mein Körper bis zu diesem letzten Umzug durchhält. Vor sieben Monaten lebten wir auf einem Berggipfel in einem fremden Land, und jetzt sind wir wieder heruntergekommen.

Da ich jetzt in eine Flasche pinkeln kann, ist die unberechenbare Funktion meiner Harnröhre kein so großes Problem mehr, aber an andere Veränderungen kann ich mich nicht so ohne Weiteres gewöhnen. Neuerdings fühle ich mich nachts unbehaglich, und ich finde es schockierend, dass ich der Nachtruhe mit einem gewissen Grauen entgegensehe.

Aber sobald ich liege und Gill meine Beine aufs Bett hebt, sind mir nur noch sehr kleine Bewegungen möglich. Ich liege auf dem Rücken wie ein Käfer. Weniger wie ein Säugetier. Ich höre Gill nachts atmen und Jimmy in seinem Kinderbett schnaufen. Ich fühle mich nicht als ein Teil davon, nicht mal als ein Teil dessen, was draußen in der Scheune oder auf der Wiese passiert – das Ruhen und Erneuern, das Drehen und Bewegen. Die Art, wie ein Huf sich nach unten streckt, eine Pfote sich um die andere legt, eine Hand nach oben greift und den Mond zurückschiebt. Ich möchte meine Finger über die Decke gleiten lassen und unter das Kissen stecken oder den Körper von den Fußspitzen aus verdrehen, meine Beine wie zwei Schilfrohre umeinanderschlingen, bis mein Oberkörper herumklappt und ich auf dem Bauch liege.

Diese einfachen, gedankenlosen Handlungen sind jetzt die Bewegungen in meinem Kopf. Um drei Uhr morgens wach, stelle ich mir vor, dass ich mich im Bett aufsetze, die Fußsohlen den kalten Boden berühren. Die Einfachheit dessen – aufrecht sitzen, die Hände flach auf den Knien. Oder dass ich mich im Dunkeln bewege, die großartige Fähigkeit besitze, das Licht im

Bad einzuschalten, den Toilettensitz hochzuklappen und zu pinkeln.

In meinem Physiotherapiebericht habe ich die Worte »sich anbahnende Tetraplegie« gelesen und musste daran denken, dass ich mal eine sich anbahnende Karriere als Autor hatte und andere eine sich anbahnende Karriere als Fußballer. Es klingt ambitioniert, nach einem gewissen Status.

Mit meiner linken Hand versuche ich noch immer, mich selbst zu kratzen, wenn es mich irgendwo juckt. Oder ich kann mich wenigstens genug bewegen, um die juckende Stelle an einer anderen Gliedmaße zu reiben oder an einem Stuhlbein oder einer Bettkante. Und wenn Lähmung einst ein exotisches Grauen war, so ist das inzwischen weniger der Fall. Mir könnte nur dann davor grauen, wenn sie mir nicht vertraut wäre, aber mein Körper hat mir diesbezüglich bereits zu viele Informationen geliefert. Es kostet mich keinerlei Anstrengung, mir Tetraplegie vorzustellen oder die freundliche Fliege, die eines Tages auf mir landen wird und deren sechs zarte Beinchen ich auf der Haut spüren werde.

Aber Tetraplegie fühlt sich dennoch härter an als Lähmung. Ein Mensch kann von der Taille abwärts oder aufwärts gelähmt sein, und eine durchaus zufriedenstellende Lebensqualität haben. Sich anbahnende Tetraplegie erscheint mir ein viel weitergehendes und konkreteres Konzept zu sein als sich anbahnende Lähmung, oder ein viel umfassenderes. Das aus dem

Griechischen stammende Wort »Tetraplegie« fühlt sich zudem sehr alt und antik an, so als würde das mit Eigelb bekleckerte T-Shirt, der Hängebauch und der geschrumpfte Penis, die Zehen, die sich jetzt zu Krallen krümmen, als würde all das vielleicht eines Tages von Michelangelo in Stein gemeißelt und in einem kleinen Museum auf einen bettähnlichen Sockel gestellt.

Während die menschliche Zivilisation dem Tod auf vielfache Weise einen Sinn gibt, ist Tetraplegie eine besondere Form von Einsamkeit. Ich muss anfangen, mit mir allein klarzukommen.

Ich würde gern behaupten, dass ich die Zeit, in der ich nicht schreibe, mit Lesen verbringe oder dass ich mir Opern anhöre und meditieren lerne. Aber in Wahrheit schaue ich mir zahllose Fernsehsendungen in der Mediathek an und klicke mich durch Social Media. Kürzlich stieß ich zu meiner Überraschung auf einen äußerst unterhaltsamen Film über die Erfahrung, an der Motoneuron-Krankheit zu leiden. Es war ein brutaler Film mit viel Geballer und Blutvergießen.

Es ging dabei um ein Waffengeschäft zwischen einem Händler und einem Angehörigen der IRA. Beide hatten ihre jeweilige Entourage dabei, und die gesamten neunzig Minuten »Echtzeit«-Handlung spielten in einer verlassenen Lagerhalle. Der Film bestand ausschließlich aus Schusswaffen, unaufhörlich geistreich dahinperlenden Dialogen und dem Kontrast zwischen einem sehr sanften John-Denver-Soundtrack und Bildern von Verwundungen und Verstümmelungen. Nach etwa zwanzig Minuten fiel ein Schuss, woraus sich eine Schießerei entwickelte, die den Rest des Films in Anspruch nahm und sämtlichen Figuren in der Geschichte schwerste Verletzungen einbrachte.

Der Grund, warum das mit Sicherheit ein Film über die Motoneuron-Krankheit war, hängt mit der Art und Intensität der zugefügten und erlittenen Verwundungen zusammen. Niemand in dem Film stirbt schnell. Viele Verletzungen, die sich die Figuren als Kollateralschäden in der Lagerhalle zuziehen, sind genauso schmerzhaft und destruktiv wie eine Schusswunde. So geriet eine Person, als sie über den Boden robbte, um dem Kugelhagel auszuweichen, mit einer Hand und dem Unterarm in Glasscherben. Alles an dieser Wunde – der damit verbundene Schmerz und das Unbehagen – wurde in dem Moment deutlich. Und diese zunehmende Vielzahl an Verletzungen gab allmählich sämtlichen Akteuren den Rest. Gegen Ende des Films wirkten ausnahmslos alle Figuren chronisch, kumulativ und unumkehrbar geschädigt. Sie konnten nicht gehen, sie konnten nicht kriechen. Sie schoben sich langsam über den mit Trümmern übersäten Boden, setzten Schultern oder ein Kinn oder irgendeinen kleinen Teil ihres Körpers ein, der scheinbar noch am wenigsten von ihrer Misere betroffen war.

Diese Filmfiguren legten eine gewisse Resignation an den Tag. Sie witzelten herum und riefen ihren sterbenden Gegnern irgendetwas zu. Sie wussten, dass ihre Situation unabänderlich war; sie wussten, dass sie sterben würden, und sie wirkten erleichtert darüber, diese letzten Augenblicke mit einem volleren Verständnis des Charakters zu akzeptieren, der sie in ihrem bisherigen körperlich gesunden Leben halbherzig begleitet hatte. Sie waren nicht verändert, und sie scherzten auch nicht weniger – sie waren einfach bloß schwach und starben.

Ich saß auf der Bettkante, als eine Gemeindeschwester mir eine Tasse Tee reichte, die mir dann auf den Schoß fiel und die Hoden verbrühte.

Am eindrücklichsten finde ich, dass ich, sobald das passiert war, absolut nichts zur Verbesserung der Situation beitragen konnte. Und ich denke an meine Unfähigkeit, aus einem brennenden Gebäude zu fliehen, sollte es mal dazu kommen. Oder daran, nur hilflos zusehen zu können, sollte mir ein Gegenstand, der mir lieb und teuer ist, vor den Augen geraubt oder ein geliebter Mensch entführt werden.

Ich saß auf meiner Bettkante, als ich die Hände ausstreckte und sah, wie meine Finger am Henkel der Tasse zitterten und abrutschten.

Und von dem Schock dieses Augenblicks kippte mein Oberkörper nach hinten, als wäre ich ein Ei, das jemand aufrecht hinzustellen versucht hätte. Meine Füße waren noch auf dem Boden, aber meine Augen stierten zur Decke, und die ganze Zeit brannten mir die Hoden, denn kochendes Wasser im Schoß, während man eine Jogginghose trägt, fühlt sich ungefähr so an wie eine heiße Kompresse.

Meine Frau kam mit Jimmy auf dem Arm angerannt, und dann ereigneten sich viele verschiedene Dinge gleichzeitig. Mittlerweile schrie ich, körperlich unfähig, das Einzige zu tun, was ich hätte tun müssen – nämlich, mir die Hose von den Hoden zu ziehen. In so einem Augenblick lassen sich die thermischen Eigenschaften einer Jogginghose erst richtig erfassen.

Auch Jimmy brüllte inzwischen, und da meine Hose nun nach unten gezogen werden musste, versuchten die Krankenschwestern (es waren zwei), mit Gill in einem Gespräch zu klären, mit welcher Vorgehensweise meine Würde am ehesten bewahrt werden könne. Es ist ziemlich schwer, andere zu beruhigen, wenn man lauthals schreit, und hätten die beiden mich besser gekannt, hätten sie sich wegen dieser Frage weniger Sorgen gemacht. Noch vor einem Jahr wären ihre Bedenken weitaus relevanter gewesen.

Nachdem sie mich auf die Beine gewuchtet hatten, hielten sie mir vorne und hinten ein Handtuch vor, als würde ein Zauberer seinen Zylinder mit einem roten Seidentuch verbergen. Oder wie eine Mum am Strand, die den Blick abwendet, während sie für ihren Sohn im Teenageralter ein Handtuch hält, hinter dem er sich umziehen kann.

Als ich das zweite Mal rückwärts aufs Bett fiel (nachdem dieses Manöver abgeschlossen war), bekam ich einen Lachanfall. So gern ich auch in der Lage wäre, eine Teetasse zu halten oder mir brühend heiße Kleidung vom Körper zu ziehen, so werde ich doch stündlich daran erinnert, dass meine missliche Lage eine Fülle an Peinlichkeiten mit sich bringt, die diese Erfahrung unterhaltsam und, was noch wichtiger ist, erträglich machen.

Ich bekomme jetzt sehr viel körperliche Unterstützung. Befinde ich mich zwischen zwei Fixpunkten – auf dem Weg von einem festen Objekt zum nächsten –, umfasse ich mit beiden Händen einen hilfsbereiten Arm. Ich werde von anderen stabilisiert und bewege mich so, wie ich das bei sehr alten Menschen gesehen habe. Die rührendste Hilfe bekomme ich von meinen männlichen Freunden. Wir können als körperlich ebenbürtig zusammensitzen und uns unterhalten, aber wenn wir dann aufstehen müssen, werde ich jemand, der verletzlich ist und ihre Hilfe benötigt.

Wenn ich mich dann am Handgelenk eines Freundes festhalte, bin ich verblüfft, wie robust es ist. Vielleicht gibt es kurz unter meinem Gewicht nach, aber dann stabilisiert es sich, und ich weiß oder spüre, dass sich oberhalb dieses Hebels die Fasern des Bizeps verkürzt haben, um den Arm in diesem Moment zu stabilisieren. Ich kenne den Mechanismus. Er ist mir vertraut. Und ich kann durch meinen gebrechlichen Körper hindurch spüren, was ich verloren habe. Ich erinnere mich daran – nicht wie ein alter Mann sich an seinen jüngeren Körper erinnert –, sondern wie es vor achtzehn Monaten war. Als ich so war wie dieser Mensch, der mich jetzt stützt. Und wie ich ihn um seinen Körper beneide! Ich will auch wieder so einen haben.

Aber da ist noch etwas anderes, das nicht die Trauer um meinen Körper betrifft. Jenseits des Neids und des Schreckens und der Traurigkeit ist da die Dankbarkeit, dass mir geholfen wird. Wie sollte ich die nicht empfinden? Sie ist das körperliche Eingeständnis, dass ich in diesen hilflosen letzten Monaten meines Lebens vor allem eines Vaters bedarf. Daher kann ich mich auf diese Hilfe stützen und getröstet fühlen. Es gehört zu den körperlichen Abläufen in diesen Momenten, dieses Gefühl physisch anzunehmen, diesen Austausch. Es wollen und brauchen. Loslassen und zulassen.

Als Jimmy aus der Kita kommt, sehe ich ihn über den Flur auf mich zutrotten.

»Jimmy Ssule!«, sagt er und bleibt dann vor mir stehen.

»Aha! Du warst in der Jimmy-Schule?«, frage ich.

»Jepp«, antwortet er und atmet wohlig aus. »Mädchen«, schiebt er nach.

»In der Jimmy-Schule waren Mädchen?«, frage ich.

»Mädchen!«, bestätigt er.

»Mädchen? Tatsächlich?«

»Jepp, Trecker«, erwidert er.

Das sind die wichtigsten, vielschichtigsten Gespräche in meinem Leben. Mit anderen kann ich über Liebe und Tod und Trauer reden, aber nichts davon ist so tiefgründig.

»Mädchen und Trecker?«

»Jepp«, bestätigt er überglücklich.

»Im Ernst? Tatsächlich? Das ist ja großartig! Mädchen und Trecker in der Jimmy-Schule.«

»Ich Jimmy-Ssule.«

»Ich weiß! Die Jimmy-Schule hört sich toll an.«

»Essen«, sagt er.

»Essen?«, frage ich.

Er schüttelt den Kopf.

»Nein«, sagt er, »Mädchen!«

»Essen und Mädchen?«, sage ich.

Meine Antwort scheint ihn zu verblüffen, als würde er sich fragen, wie ich das wissen kann.

»Jepp!«

»Das klingt toll, Jimmy!«

»Trecker.«

»Trecker?«, frage ich.

»Und Essen«, sagt er, »und Mädchen.«

Meine Zunge und die Stimmbänder sind mittlerweile von der Krankheit beeinträchtigt, aber meine Lippen, die Wangen, die Muskeln um die Augen herum und mein Nasenrücken sind es nicht. Dass ich jetzt lalle, ist in meinen Gesprächen mit ihm daher weniger bedeutsam. Die Kommunikation mit Jimmy ist eher körperlich; sie ist beglückend und innig. Wenn ich Jimmy auf diese Weise stundenlang beschäftigen könnte, würde ich es tun.

Ich versuche, das Lallen (Dysarthrie genannt) zu kontrollieren, indem ich mich bei der Aussprache mehrsilbiger Wörter bewusst um Deutlichkeit bemühe. Ein Wort wie *Elastizität* würde einen langen Vorlauf und einen Mundvoll Anstrengung erfordern. Eine gute Orientierung bieten Gill oder Tom und die Häufigkeit, mit der sie mich in letzter Zeit bitten mussten, etwas zu wiederholen. In dieser Phase gelingt es mir, mit frischer Energie neu anzusetzen und mich zu wiederholen, wie ein zweiter Anlauf, um über einen Zaun zu springen. Schwieriger wird es, wenn es im Haus laut oder unruhig zugeht. Dann werden Stimmen lebhafter, und Melodien überlappen sich, und wenn gelacht wird, ist es, als müsste man sich über den Schleudergang der Waschmaschine hinweg verständlich machen.

An einem gewissen Punkt verlasse ich dann die Gruppe, ziehe das Jaulen des Elektromotors meines Rollstuhls hinter mir her. Und dann kommt meist jemand, um sich im Schlafzimmer mit mir zu unterhalten, weil alle wissen, wie viel leichter das für mich ist.

In den letzten fünf Jahren bin ich in Gesellschaft entspannter geworden. Die Veränderung vollzog sich allmählich, und es ist schwer zu sagen, worauf sie zurückzuführen ist. Aber wenn ich früher gesellschaftliche Anlässe relativ häufig mied, so lechze ich nun mitunter danach. Man könnte also sagen, ich habe mich Menschen angenähert, und jetzt ziehe ich mich wieder zurück. Aber nicht als dieselbe Person. Ich höre andere lachen und beobachte Gruppenverhalten, und ich gestehe mir ein, wie gern ich daran teilhaben würde, doch der Verlust ist nicht schwer zu verkraften. Andere Verluste fühlen sich unersetzlich an, aber dieser nicht. Ich entferne mich und lausche auf den Klang von etwas, an dem ich früher teilhatte. Es ist traurig, keine Frage, aber es ist auch eine der Entwicklungen, die ich einfach als Veränderung begreifen kann. Ich hatte meine Gespräche im Leben; ich brauche nicht unbedingt noch mehr davon. Wenn ich nicht schreiben würde, könnte ich das vielleicht nicht akzeptieren; aber ich tue es.

Die größte Desorientiertheit erlebe ich, wenn mir Gill Socken und Schuhe anzieht. Ich betrachte den ungewohnten Anblick ihrer Kopfoberseite. Gill weiß nicht, dass ich genau das sehe, wie aufmerksam ich sie studiere. Sie fühlt sich für mich so real an. Ich sehe die Linien der Haare, die nach hinten über ihren Scheitel gezogen sind, und denke, dass ich nie Gelegenheit hatte, so viel von ihrem Haar zu sehen. Von oben betrachtet, wenn sie auf einem Knie hockt und den Kopf gesenkt hat, nimmt ihr Körper eine servile Form an. Aber ich blicke auch nach unten, so wie ein Kind auf seine Mutter hinabblickt. Ich kann das nicht mehr selbst machen. In welchem Alter habe ich gelernt, mir die Schuhe zu binden? Wie lange ist das her? Es fühlt sich neu und zugleich wahnsinnig vertraut an.

Tom kann sich selbst anziehen, aber Jimmy und ich warten, bis wir an der Reihe sind und unsere Strümpfe und Schuhe angezogen bekommen. Ich bin das dritte Kind geworden, meine Söhne und ich gehen in entgegengesetzte Richtungen. Und dann sehe ich zu, wie Gill sich um mich kümmert. Ihren Ehemann. Ihren Liebhaber. Wie geduldig und praktisch sie ist. Sie weiß genau, wie weit sie den Schnürsenkel ziehen kann. Ich spüre ihre Kraft, die sparsamen Bewegungen ihrer Hände, das Anspannen von Fasern, das Zusammenziehen von Leder um meinen Fuß. Und dann ist sie fertig.

Auch bei anderen Gelegenheiten warte und warte ich, und das ist das Friedlichste überhaupt. Ich warte auf ein Mittagessen. Auf etwas, das mir runtergefallen ist. Oder ich sitze auf der Bettkante, nackt von der

Taille abwärts, meine Hose und Unterwäsche um die Knöchel. Bis dahin habe ich es geschafft, aber mir fehlt die Kraft, beides hochzuziehen. Gill läuft hektisch hin und her, und ich warte einfach. Es fällt mir leichter, als ich gedacht hätte, das Warten. Was soll ich sonst machen? In solchen Momenten wirkt der Raum still, und alles ist ruhig. Ich habe mein ganzes Leben darauf gewartet, so einen Frieden zu erkennen. Zu erkennen, dass ich nicht mehr bin als dieser Körper.

Ein Teil meiner Vorstellungskraft befasst sich mit der Zukunft. Mit mir, wenn ich wirklich alles verloren haben werde. Wenn der Körper nur noch Gewicht ist. Wenn nur das übrig bleibt, was sich darin befindet, noch immer grübelnd, denkend. Und damit, was ich den Menschen, die ich liebe, heute vermitteln kann: dass es okay sein wird.

Die Frau,
die in einem Schuh wohnte

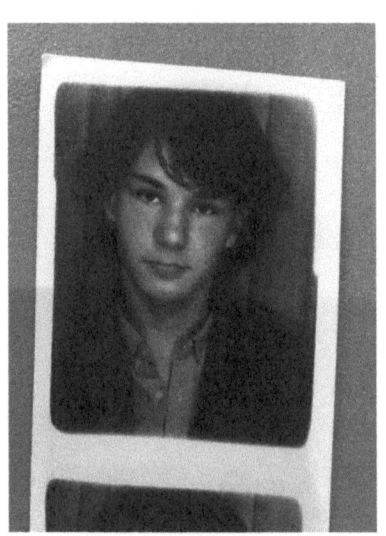

Eine meiner Tanten war mit einem Earl verheiratet, und sie hatten gemeinsame Kinder. Ich habe diese Tante nie richtig kennengelernt und hatte keinen großen Kontakt zu meinen Cousins, die um einiges älter waren als ich.

Aber als ich etwa zwölf Jahre alt war, kam mir der Gedanke, dass ich ja vielleicht auch zur Aristokratie gehörte. Ich fragte herum, erhielt aber nur verneinende Antworten, die mir allerdings nicht einleuchten wollten, da sich »Cousins« und »Tanten« für mich doch nach nahen Verwandten anhörten. Ich stellte verwundert fest, dass offenbar alle in dieser Angelegenheit ziemlich altmodisch und regelkonform waren. Ich schrieb *Earl* auf eines meiner Schulhefte, und obwohl es nicht auf der für meinen Namen vorgesehenen gepunkteten Linie stand, sondern ein bisschen dahinter gequetscht war, machte es sich meiner Meinung nach ganz gut. Ich fing an, meinen Titel hier und da zu verwenden, aber das schien alles irgendwie zu verpuffen. Ich wollte keinen großen Wirbel um meine Abstammung machen, und ich erwartete auch nicht, dass jemand mich mit Titel und vollem Namen ansprach, aber ich erwartete doch, dass *Earl* sich zumindest als Spitzname durchsetzen würde. Ich glaube, es scheiterte daran, dass sich *Hammondeggs* damals einfach schon zu großer Beliebtheit erfreute.

Um diese Zeit fuhr ich jeden Samstagmorgen mit dem Fahrrad zu einer Schulkameradin und unterhielt mich mit ihr, während sie den Stall ihres Pferdes ausmistete. Sie zählte zu den netteren Kindern an meiner Schule, und ich glaube, sie mochte mich auch. Ich fand sie stark und schön, mit tiefbraunen Augen und vollem, welligem Haar, und sie hatte anscheinend nichts dagegen, dass ich auf sie einplapperte, während sie Pferdemist aus dem Stall schaufelte. Wahrscheinlich hatte ich mich frustriert über den mangelnden Respekt vor meiner Herkunft ausgelassen, denn ich erinnere mich, dass sie die Mistgabel aus der Hand legte und zu mir rüberkam. Ich saß auf meinem Fahrrad, weil ich immer den Eindruck erwecken wollte, auf dem Sprung zu sein, aber sie hievte sich auf eine niedrige Mauer und sah ernst und schön aus, als sie mich fragte, warum ich nicht damit zufrieden war, Joe genannt zu werden. Die Frage war schwierig zu beantworten, und ich glaube, ich wollte es auch gar nicht. Mir war klar, dass sie mich nicht Earl nennen würde, und ich wollte sie nicht direkt darum bitten, weil sie das garantiert nicht gut gefunden hätte.

Obwohl ich sehr von ihr angetan war, dauerte es noch gut ein Jahr, bis mir in den Sinn kam, dass ich anfangen könnte, mit Mädchen zu flirten oder Interesse an ihnen zu zeigen. Andere Versuche, die ich unternommen hatte, um mich irgendwie wohler in meiner Haut zu fühlen, hatten nur begrenzten Erfolg gezeitigt. Allmählich registrierte ich, dass meine Altersgenossen neue Wege beschritten, und es schien mir angebracht, einen ähnlichen Kurs einzuschlagen. Nicht, dass ich von etwas angetrieben wurde, das ich tatsächlich empfand – eigentlich hatte ich nur den Eindruck, dass es in dieser Phase meines Lebens nun mal dazugehörte. Ich konnte keine Gefühle oder Regungen in mir wahrnehmen, die bei diesem Unterfangen hilfreich gewesen wären. Etwa so, wie man seinen Tuner nicht auf einen bestimmten Sender einstellen kann, wenn die Batterien entfernt wurden. Meine Bezugspunkte waren nach wie vor die zweidimensionalen Körper, die ich aus den versteckten Pornoheften meines Vaters kannte. Ich hatte eine Vorstellung davon, wie Intimität aussah, aber nicht, was sie war. Begehren war quasi eine Art Projekt mit Sammelalbum und Kleber und Schere. Ich frage mich, ob sich mal jemand die Zeit genommen hat, ein derartiges Porno-Kunstprojekt zu realisieren, aber ich halte so etwas im digitalen Zeitalter für unmöglich. Es wäre nicht besonders gesund, und ich würde davon abraten, denn ich weiß, dass ich viel zu viel an diese Bilder dachte und eigentlich in meinem Leben noch nicht weitergekommen war. Ich war ein Junge, der vor seinem Transistorradio hockte und am Senderknopf herumdrehte, statt lieber selbst eine Melodie zu summen.

Ich entwickelte die zunehmende Neigung, mich in Situationen zu bringen, auf die ich völlig unvorbereitet war. Ich hatte das schon einmal mit sechs Jahren probiert, und ich denke nicht, dass meine Verwirrung mit der Zeit nachließ. Die erste echte Gelegenheit bot sich in Frankreich, als ich vierzehn war. Ich ging mit meinem französischen Austauschschüler und seinen Freunden zum Wald, wo mir ein besonders großes, besonders selbstbewusstes Mädchen ein Kondom vor die Nase hielt und auf eine dichte Baumgruppe zeigte. Ich folgte ihr, aber als wir uns den Bäumen näherten, bedauerte ich zunehmend, dass ich versucht hatte, einen interessierten und erfahrenen Eindruck auf das Mädchen zu machen. Ich war nicht darauf gefasst gewesen, dass die Situation mit ihr real werden würde. Wir betraten eine mit weichem Laub bedeckte Lichtung, wo sie sich hinkniete und mich mit der Hand, die nicht das Kondom hielt, am Ellbogen zu ihr nach unten ziehen wollte. Genau in dem Moment weckte einer der Bäume mein Interesse. Ich ging zu ihm und fing an, mit dem Fingernagel an der Rinde zu kratzen. Sie rief mich, und ich hielt es für klüger, so zu tun, als würde ich sie nicht verstehen. Kurz darauf stieß sie achselzuckend ein genervtes Seufzen aus, stand auf und ging zurück zu den anderen.

Ich würde mich an diese Begegnung in einem Wald in der Bretagne gern als die letzte Situation dieser Art erinnern. Stattdessen muss ich akzeptieren, dass ich gänzlich aus Wachs bestand und mir, als ich diese Waldlichtung verließ, den Anschein einer sexuell aktiven Person gab, trotz aller gegenteiligen Beweise, die dieser Augenblick mir bescherte. Ich hielt nicht inne, um mir einzugestehen, dass mir jedwede Substanz fehlte, um diesen Anspruch zu untermauern. Etwas Historisches in mir sah sich stets genötigt, es erneut zu versuchen, obwohl es niemals hätte funktionieren können, als würde man erwarten, dass ein Luftkissenboot ohne Luft fährt oder dass man auf einem Wasserbett ohne Wasser tiefen, erholsamen Schlaf findet. Während jener Jahre meines jungen Lebens tat ich nichts anderes, als mich Erfahrungen auszusetzen, die ich nicht verstand – als wäre ich eine Tulpe in einem Boxring; eine Blume oder ein Grashalm, der sich für etwas anderes hält. Niedergemäht oder niedergeweht und völlig fehl am Platze.

Catherine war einundzwanzig, also ein Jahr älter als ich, und ich war schwer beeindruckt, dass sie eine Eigentumswohnung besaß. Ich nahm kaum zur Kenntnis, dass sie aufgrund einer privaten Tragödie an diese Wohnung gekommen war – ich fand es einfach nur erstaunlich für einen Menschen in unserem Alter. Mich beeindruckte ihre französisch-koreanische Abstammung – wie auch fast alles andere an ihr –, und ich machte mir gar nicht richtig klar, dass sie kürzlich ihren Vater verloren hatte und in gewisser Weise auch ihre Mutter. Sie war sehr viel intelligenter als alle, mit denen ich sonst meine Zeit verbrachte, und das schien für mich ausschlaggebend zu sein. Sie war gezwungen gewesen, ein unabhängiges Leben zu führen, und hatte gerade erst ein Studienplatzangebot in Cambridge abgelehnt. Ich glaube, ich war fasziniert von ihrer selbstbewussten Entscheidungsfreude und beschloss, alles im Rahmen meiner Möglichkeiten zu tun, um von ihr gemocht zu werden.

Ich weiß noch, dass sie an einem nervösen Augenzucken litt und häufig eine Hand längere Zeit als Piratenaugenklappe einsetzte. Aber sie brachte mich immer zum Lachen, und soweit ich mich erinnere, hatte ich nie das Gefühl, dass sie unter dem Verlust ihres Vaters litt – oder unter der Entscheidung ihrer Mutter, im Ausland zu leben. Ich ergänze diese Erinnerung im Nachhinein, weil ich damals keine Antennen dafür hatte – so wie mir jetzt erst einfällt, dass Catherines Stimme heller wurde, wenn sie über diese Dinge sprach, und dass ihr Auge zuckte und ihre Stimmbänder vibrierten, als würde auch ihr Körper ihre schmerzliche Geschichte kommunizieren. Doch trotz dieser Traurigkeit hatte sie mich gern und war besorgt, ich würde mein Leben vertun und hätte eigentlich keinen Plan für irgendwas. Sie wusste mehr als ich, verstand besser, was wirklich wichtig war, und die zärtliche, forschende Innigkeit, die sie an den Tag legte, wenn sie mit mir über meine Zukunft diskutierte, ist einer der Gründe, warum ich sie in so lebhafter Erinnerung behalten habe.

Etliche Wochen lang existierten wir einfach und schwebten oder kreisten umeinander, in dem Buchladen, wo wir arbeiteten, auf den Straßen von Oxford oder in Cafés oder auf irgendeiner Mauer sitzend – und stets landeten wir irgendwann bei ihr zu Hause, hörten Musik und unterhielten uns. Und das fühlte sich an wie eine Existenz, die getrennt war von allem, was ihr vorausgegangen war – als wäre ich aus etwas hinaus- und in etwas anderes hineingetreten und hätte hinter mir den Reißverschluss hochgezogen. Ich denke, sie war *losgelöst*, und vielleicht war es genau das – mit nichts irgendwie verbunden. Vermutlich mochte ich das an ihr. Und dass sie ephemer war, dass sie schon einen Flug auf die andere Seite der Welt gebucht hatte und in acht Wochen fort sein würde. Ich fand sie ungemein beeindruckend, und wahrscheinlich strengte ich mich deshalb weniger an. Vielleicht hatte ich das Gefühl, mich nicht anstrengen zu müssen, weil ich sie so sehr bewunderte und sie mit mir zusammen sein wollte. Es muss einen Grund in all dem gegeben haben – in den Dingen, die sie ausmachten, einen Grund, warum ich mich an sie klammerte und warum meine Erfahrung mit ihr anders war als alle vorherigen.

Es geschah langsam und fast unmerklich – nach Tagen und Wochen voller Gespräche und Spaziergänge und Lachen über egal was. Dieses Leben und diese Beziehung hatten ihren eigenen sanften Rhythmus. Ich denke, dass ich mich bloß entspannte und irgendwann mit ihr zusammen war und nicht mehr das Gefühl hatte, mich noch anzustrengen. Ich war einfach da, und ich erinnere mich nicht daran, dass ich mir große Sorgen gemacht hätte, was ungewöhnlich für mich war, und als unsere Körper sanft zusammenkamen, war es nicht viel – oder nicht zu viel –, so wie es schon immer gewesen war. Ich kann mich nicht mal daran erinnern, dass ich überrascht war, als wäre auch ich schon immer so gewesen. Denn heute kommt es mir außerordentlich vor – oder sogar wie ein Wunder –, aber ich denke, damals vergaß ich wohl, dass mein Körper in dieser Situation je anders gewesen war. Und unsere körperliche

Beziehung war keineswegs routiniert oder souverän, einfach bloß zaghaft und vorsichtig. Es war nichts Großes – nur eine gemeinsame Neuentdeckung. Es war nicht das Wichtigste dieser Zeit – nur Teil dieser Zeit –, und dieses Gefühl der Ausgeglichenheit war etwas, das ich zuvor nie begriffen hatte. Also lebten wir weiter gemeinsam unsere Tage und Nächte – redeten und ließen uns treiben und lachten und hörten Musik. Wir waren intim und mochten uns, und dann ging sie fort, um sechs Monate durch Korea zu reisen.

Beim Schreiben dieses Buches und dem Aufzeichnen der schwierigen Erfahrungen meiner Kindheit und Jugend möchte ich auch auf die Menschen eingehen, die mir geholfen haben. Es wundert mich nicht, dass alle wie auch immer gearteten Religionen, die es je gab, den Glauben an die Geister, die uns in unserem Leben umgeben, entwickelt haben. Mir scheint, dass Seelen ständig wandern und sich wohl oder übel wandeln und dass sie absolut kein Interesse daran haben, ihre Abreise für die Formalität und Finalität des Todes aufzuschieben. Eine derartige Promiskuität ist unerlässlich, denn wo es Geister gibt, gibt es auch ein schlammiges Ufer, an dem viele Kröten hocken. Somit gibt es zwei Präsenzen im Leben: einerseits die Geister, die uns umgeben, und andererseits ihre Widersacher, die stinkigen, warzigen, behäbigen Kröten.

Ich bin mir der Geister ebenso bewusst wie der Kröten. Und nachdem ich bereits über die Kröten geschrieben habe, ist es eine Freude und eine Notwendigkeit, auch über die Geister zu schreiben. Und ebenso wie die Kröten, die nie wirklich verschwinden, selbst wenn man sie tritt, so sind auch die Geister nicht zu vertreiben. Manche Menschen mögen diese Präsenzen als ein Produkt dessen erklären, was von guten und schlechten Lebenserfahrungen zurückbleibt, aber das erklärt noch lange nicht den Gestank einer Kröte oder die ölige Sauerei, die sie zurücklässt. Wenngleich die Erinnerung an die Zeit mit Catherine ein wenig verblasst und obwohl ich sie am Ende enttäuschte und obwohl ich mich von etwas derart Kostbarem abwendete und sogar leugnen wollte, dass es je existierte, trotz alledem huscht die flügelförmige Präsenz aus jener Zeit noch in meinen Ohren herum und ist so standhaft wie ein Ziegelstein.

Somit liegt auf der Hand, dass ich nie wirklich sterben werde; nicht *wirklich* sterbe. Und dass die Geister in meinem Leben – diejenigen, von denen ich Ihnen jetzt erzählen werde – sich bereits mit meinem eigenen in einem herrlichen Feenspektakel formieren, so ähnlich wie der Anblick eines überfüllten Schwimmbads im Sommer, und dass ich ein völlig von meinem Körper befreiter Geist sein werde und dass ich immer sein werde und dass ich niemals von Gills oder Toms oder Jimmys Seite weichen werde, solange sie mich brauchen. Das erscheint mir so klar und unzweifelhaft, dass es kaum der Erwähnung bedarf.

Als die Briefe kamen, taten sie das in Form von glatt gestrichenen Papiertüten aus koreanischen Fast-Food-Restaurants, auf beiden Seiten kreuz und quer mit

Geschichten und Botschaften und Anmerkungen verziert. Der erste dieser Briefe verblüffte mich, weil ich, was mir heute unvorstellbar erscheint, nicht damit gerechnet hatte, je wieder von Catherine zu hören.

Ich legte ihn flach vor mir hin und durchforschte das Artefakt einfältig nach Hinweisen auf dessen Bedeutung. Wir hatten nur sehr wenig geredet, als wir mit der Rolltreppe zum Abflugterminal hochfuhren, oder in den Momenten, als ich auf Catherines Bett lag und zuschaute, wie sie ordentlich gefaltete Kleidung in ihren Koffer packte. Aber über mehrere Monate hinweg kamen regelmäßig Briefe, versehen mit koreanischen Versprechungen von schmackhaftem Essen, mit lustigen Geschichten und Kritzeleien, doch ohne die leiseste Andeutung, dass etwas zu Ende gegangen war. Und unten auf der Seite ihres allerletzten Briefes stand eine Flugnummer.

Ich hatte einige von den Sachen behalten, die Catherine beim Kofferpacken aussortiert hatte, aber ich hatte nie daran gedacht, sie zu benutzen. Ich mochte einfach den vertrauten Duft, den sie verströmten, und so lagen sie auf dem niedrigen Tisch neben meinem Bett: ein kleiner schwarzer Rucksack und ein blaues Stoffmäppchen mit einer Reihe von Stiften. Ich hatte auch ihre Zimmerpalme übernommen, die ich mit für mich untypischer Gewissenhaftigkeit goss und entstaubte. Aber wo ich die eigentlichen Briefe aufbewahrte, weiß ich nicht mehr – vielleicht in einem Stapel Papiere oder in irgendeiner Schublade, als Dinge von geringerer Bedeutung.

Als Catherine landete, war ich am Flughafen, aber ich hatte irgendwie das Gefühl, als wäre ich zufällig da oder als wollte ich jemand völlig anderen abholen. So bedrückt, wie ich durch die Ankunftshalle trottete, hätte man mich eher für einen Flüchtling aus einem fernen Land halten können, der kein Geld hatte, um weiterzureisen oder heimzukehren. Durch irgendeinen verrückten Zufall war ich tatsächlich genau in dem Moment am richtigen Gate, als Catherine herauskam. Sie sah müde aus, während sie die vielen Menschen absuchte, die sich vor dem Chromgeländer drängten, aber als sie mich schließlich zwischen den grauen Gesichtern in der zweiten Reihe entdeckte, lag eine kolossale Wärme in ihrem Lächeln. Wenn ich darüber nachdenke, kann das echte Lächeln eines *sehr* müden Menschen etwas ungemein Schönes sein. Ich meine die Art von Übermüdung, bei der man so erschöpft ist, dass es schon einer tief empfundenen Freude bedarf, um ein Lächeln zustande zu bringen. Und dann ist es etwas Langsames und Träges und Dauerhaftes.

Ich glaube nicht, dass ich diese Schönheit damals zu schätzen wusste. Durchaus möglich, dass ich mit dem Finger auf meine Brust zeigte und mit den Lippen die Worte »Meinst du mich?« formte. Und dann könnte ich mich in der Hoffnung umgeschaut haben, dass jemand anderes der Adressat ihres Lächelns war.

In all den Jahren, die diesem Augenblick vorausgegangen waren, hatte ich viel Irritation und häufig Verunsicherung bei denjenigen ausgelöst, die ich mit kleinen Tricks davon überzeugen wollte, dass ich über ein gewisses Können verfügte. Gelegentlich traf ich auf Erleichterung. Es hatte auch genervte Seufzer gegeben, wie damals in dem Wald in Frankreich. Aber wenn ich mich an diese Reaktionen als leicht verwässerte zweidimensionale Bilder erinnere, so erntete ich von Catherines Gesicht in den folgenden Monaten eine dunkle, schimmernde Palette aus dreidimensionaler Enttäuschung und Traurigkeit.

Catherine nahm meine lähmende Anwesenheit eine Weile hin, bis ihr klar wurde, dass ich die ganze Zeit tief gebückt unseren gemeinsamen Weg zurückgegangen war und versucht hatte, sämtliche Spuren unserer früheren verstörenden Nähe wegzuscheuern und wegzukratzen.

Am stärksten ist mir Catherines Gesichtsausdruck bei unserer letzten Begegnung in Erinnerung geblieben, auf irgendeiner unscheinbaren Straße in London. Ich erinnere mich deshalb noch so gut daran, weil die Verachtung, die während dieser Zeit gelegentlich in ihrer Miene zu lesen war, längst einer Art Ermattung und Überdruss gewichen war. Verständlicherweise hatte sie die Nase voll, und sie verabschiedete sich ausgesprochen traurig und direkt, ehe sie durch die Ticketschranke einer U-Bahn-Station entschwand.

Ich saß mit laufenden Scheibenwischern bei Regen in meinem Auto und aß ein halbes Hähnchen. Ich glaube, der Buchladen hatte mir gerade schriftlich mitgeteilt, dass mein Arbeitsverhältnis aufgrund längerer Fehlzeiten beendet sei, und ich stopfte den Brief ins Handschuhfach. Ich stelle mir vor, es war Herbst und dass die Blätter über ein Jahr lang von den Bäumen fielen und einfach kein Ende in Sicht war. Ich ging Straßen entlang, und wenn ich deren Ende erreichte, überquerte ich sie und ging wieder zurück. Ich hatte verschiedene Gelegenheitsjobs in Warenlagern, wo ich Kisten von einem Ende der Halle zum anderen brachte oder Kisten auspackte oder sie wieder vollpackte. Und in dieser Zeit entfernten sich die meisten meiner Freunde und Bekannten auf die eine oder andere Art, sodass ich überwiegend allein durch die Gegend lief oder fuhr.

Ich blieb immer lieber in meinem Auto oder zu Hause, weil mein Körper die unangenehme Angewohnheit hatte, überall Traurigkeit zu verströmen, ob nun beim Warten an Bushaltestellen oder beim Bezahlen an der Kasse. Und ich weiß noch, dass ich unangenehm schnell rot wurde, weshalb es mir schwerfiel, auf dem Postamt Briefmarken zu kaufen oder in der Bank einen Scheck einzulösen. Mit meinem Körper schien so vieles im Argen zu liegen, und ich gab dem Arzt gern Tipps, welche Untersuchungen er anordnen sollte, aber sobald ich anfing, ihm meine verschiedenen Theorien und Mutmaßungen zu erläutern, konnte ich kaum noch aufhören. Um ihm das Verständnis zu erleichtern, hielt ich es für das Beste, möglichst oft in seine Sprechstunde zu gehen, und bei diesen Terminen war ich immer durchaus positiv. Ich denke, ich lächelte viel und hatte wirklich gute Manieren – legte häufig Pausen ein, um mich zu vergewissern, dass er meinen Erklärungen folgen konnte –, und es war stets erst hinterher, auf der

Straße, dass ich mir in die Wange kneifen musste, um der sich anbahnenden Flut Einhalt zu gebieten. Und weil mein Gesicht so heiß war, fühlte es sich eher wie Öl an, nicht wie Tränen, und dann setzte ich mich an einen Tisch draußen vor dem Pub nebenan, senkte den Kopf zwischen die Knie und malte dunkle kleine Muster auf den Bürgersteig.

Beim Schreiben über Geister gehe ich davon aus, dass es wohl noch nie einen Menschen gegeben hat, der nicht am Ende seines Lebens – besonders gegen Ende seines Lebens – auf irgendeine Weise über das Wesen seiner ureigenen Religion meditiert oder nachgedacht hat. Und wenn ich darüber nachdenke, was meine Religion ausmacht, schweben mir die Augenblicke vor, in denen Tom zu mir in meinen Rollstuhl oder mein Krankenbett kommt, und ich ihm meine intakte linke Hand entgegenstrecke, mit der Innenfläche nach oben, und er seine Hand sachte auf meine legt. Und was da zwischen uns besteht, ist nur die Weichheit unserer Haut und die von uns erzeugte Wärme. Und dann fragt Tom mich irgendetwas, zum Beispiel wo der Tesafilm ist; oder er sagt mir, dass das Essen bald fertig ist oder dass das Pappkartonhaus, an dem er bastelt, jetzt ein neues Dach hat. Die Frage wird dann besprochen und irgendwie beantwortet, und dann ist er fort, hinterlässt nur seine Spur auf meiner geöffneten Hand.

Ich habe verschiedene Aspekte des physischen Lebens schon immer schwierig gefunden, und das, was jetzt mit meinem Körper geschieht, stellt gleichsam die

Klimax eines großen persönlichen Narrativs dar. Aber ich habe gespürt, dass die Liebe ein körperlicher Akt ist – wie sie das jetzt in diesen Begegnungen mit meinem Sohn ist. Zu verschiedenen Zeiten hat mich besonders die Körperlichkeit der Liebe beeindruckt und wie stark der Körper ist, wenn er Liebe für jemanden empfindet, und wie schwach er ist, wenn er das nicht tut.

Als ich jung war, gab es eine wunderbare Erwachsene in meinem Leben, die sich in dieser körperlichen Hinsicht unglaublich von all den anderen Kröten auf dem schlammigen Ufer unterschied. Jean war eine Freundin meiner Mutter, groß und ein wenig schlaksig, mit unglaublich langem, glattem, dunklem Haar und einem auffälligen Leberfleck auf ihrer wächsernen braunen rechten Wange. Sie kam mir immer wahnsinnig stark vor, und diese Sozialarbeiterin aus Nordlondon wirkte auf mich derart majestätisch, dass sie genauso gut eine Häuptlingsfrau der Apachen oder eine ägyptische Königin hätte sein können.

Sie rauchte und lachte viel, und sie machte auf mich ständig den Eindruck, als wäre sie belustigt von der Situation, in der sie und ich uns befanden. Und ihre einzige Motivation dabei war: Wir beide sollten die brüllende Komik des Augenblicks gemeinsam erleben. Stets kündigten ihre Augen ihr Lachen an, und wenn es dann kam, kräuselte es ihr Gesicht wie eine Kettenreaktion vor der Eruption. Und dann fühlte es sich an, als würden sie und ich uns an den Händen halten, jede einzelne Vibration spüren. Sie hatte ein seismisch komprimiertes Lachen, das hinter ihren gespitzten Lippen gluckste und brodelte. Aber wenn es dann kam, wenn die Lippen dem Druck nachgaben, war der hervorbrechende Klang von ihren vielen Zigaretten geprägt. Es war ein enormes, übersprudelndes Lachen. Ein pfeifendes Röcheln und ein Schrei, der mir die Beine wegzog und mich irgendwohin fortspülte, zusammen mit dieser Frau.

Sie war schlank, aber sie hatte eine enorme physische Präsenz und kraftvolle Hände. Sie packte mich manchmal und drückte mich an sich, und in solchen Momenten verschmolz ich förmlich mit ihrer Haut, ruhte einfach da, solange ich es brauchte. Ich sah sie nur selten – vielleicht ein- oder zweimal im Jahr –, aber dann fielen alle Sorgen von mir ab wie die Blätter von Bäumen im Oktober. Ich musste nicht tanzen oder irgendetwas darstellen oder raten, aus welcher Richtung der Wind wehte. Sie sah mich an, als wüsste sie schon alles, was es zu wissen gab. Als wüsste sie es, ohne dass ich es aussprechen musste – als ob ich das je gekonnt hätte –, und sie wirbelte mich herum und zog mich an ihre Brust und hielt mich dort und machte mich froh, bis es Zeit für sie war, sich zu verabschieden.

Der Therapieraum war eine Holzhütte im hinteren Teil des Gartens eines großen Hauses im wohlhabenden Nordteil der Stadt. Regelmäßig betrat ich den winzigen Empfangsbereich der Gartenhütte, und wenn sich nach wenigen Minuten die Innentür öffnete, kam oftmals ein anderer Klient heraus. Bei anderen Gelegenheiten war sie allein, und sie bedeutete mir einzutreten. Ich legte mich dann auf eine schmale, niedrige Liege, ein Kissen unterm Kopf, und die Frau setzte sich dicht hinter mich, außer Sicht.

Neben meinen Füßen war ein Tisch mit einer kleinen Topfpflanze und einer Schachtel Kleenex. Wenn ich den Kopf in den Nacken legte, konnte ich die schlichte Deckenlampe unmittelbar über meinem Kopf sehen. Außer diesen Dingen befand sich in meinem Blickfeld, das rund sechzig Prozent des Raumes erfasste, nur noch ein weiterer Gegenstand, der nicht viel interessanter war, den ich aber in den folgenden sechs Jahren bis zu viermal die Woche ausgiebig studierte und zu begreifen versuchte: An der Wand rechts von einem Fenster hing die kleine gerahmte Reproduktion eines Gemäldes aus dem neunzehnten Jahrhundert mit der Darstellung einer Frau, die auf einem frisch gepflügten Feld in einer Furche kniete und vermutlich Samen in die Erde steckte. Direkt links hinter ihr saß ihr kleines Kind auf dem Saum ihres Kleides und spielte im Dreck.

Ich war inzwischen einundzwanzig, und in den ersten vier Jahren sagte ich kaum etwas, und das Wenige, was ich sagte, war mir peinlich. Ich wurde sehr gut darin, mir meine Träume zu merken, weil ich mir dann nichts anderes überlegen musste, was ich sagen könnte. Die Therapie, so der Plan dahinter, sollte mir die Möglichkeit geben, meine Gedanken und Gefühle zu äußern, um meine Beziehungsfähigkeit zu verbessern, doch das Gegenteil war der Fall. Ich zog in ein möbliertes Zimmer, damit ich allein wohnen konnte, und meine Kontakte zu Freunden und Angehörigen wurden immer weniger. Mein Leben bestand aus einem Verwaltungsjob in einem großen Büro und Terminen in der Gartenhütte während der Mittagspause.

Die ersten vier Jahre hindurch hatte ich eine sehr schlechte Meinung von der Frau, die während der Sitzungen hinter mir saß. Obwohl ich die Therapie jederzeit hätte abbrechen können, hielt ich ihr eine nicht enden wollende Liste ihrer zahlreichen und offensichtlichen Fehler entgegen. Hauptsächlich ging es dabei um ihre Inkompetenz und mangelnde Professionalität, aber auch darum, wie absurd und lächerlich fast jede ihrer Äußerungen war. Unaufhörlich stellte ich ihre Qualifikation infrage und erklärte sogar einmal, sie sei abstoßend hässlich. Sie hatte ein großes Haus mit Anzeichen von Familienleben, und vielleicht war meine Hauptkritik die, dass sie sich bei so vielen eigenen Kindern und anderen Klienten doch unmöglich richtig um mich kümmern konnte. Ihre Schwächen lagen für mich unübersehbar auf der Hand, und irgendwann wurde mir klar, dass ihre Probleme längst in einem alten Kindervers zusammengefasst worden waren:

Es war einmal eine alte Frau, die wohnte in einem
  Schuh,
Sie hatte ganz viele Kinder und fand einfach
  keine Ruh.

Die Frau war zwar noch relativ jung, aber ganz offensichtlich war sie mit dem Vers gemeint, der ihre Verfehlungen wunderbar griffig zusammenfasste, aber ich hatte nicht das nötige Selbstvertrauen, um sie bei der entsprechenden Strafverfolgungsbehörde zu melden. Also machte ich weiter, Monat für Monat, Jahr für Jahr. Es verging ungeheuer viel Zeit – Zeit, in der ich mich bequem für eine ganze Reihe anspruchsvoller Berufe hätte qualifizieren oder etliche Musikinstrumente hätte erlernen können; ich hätte für mich selbst ein großes Haus mit einer Gartenhütte bauen oder, etwas abenteuerlustiger, den ein oder anderen Kontinent durchwandern können. Doch anstatt derlei Möglichkeiten in Erwägung zu ziehen, blieb ich bei meinem Verwaltungsjob mit Locher und Aktenordnern und ging weiter zur Therapie in der Gartenhütte.

Im fünften Jahr wohnte ich in einem möblierten Zimmer ganz oben in einem riesigen viktorianischen Stadthaus, in dem an die zwanzig weitere Zimmer vermietet waren. Und zu diesem Zeitpunkt hätte mein Leben fast etwas sein können, das Alexandre Dumas der Ältere geschrieben hatte – eine epische Liebesgeschichte mit religiösen Anklängen über einen Mann in einem Turm, der eine eiserne Maske trägt; dabei war ich ein junger Bursche in einem möblierten Zimmer mit zugezogenen Vorhängen, der zweimal täglich in ein Taschentuch masturbierte. Tatsächlich war das meine dritte oder vierte Behausung dieser Art, aber ich mochte zum einen die Anonymität, die mir dieses Zimmer bot, und zum anderen, dass ich mir das Bad nur mit einem Bewohner teilen musste, der jedoch nie zu Hause war. Ich lagerte Lebensmittel in meinem Zimmer, um nicht die

Schränke in der Gemeinschaftsküche nutzen zu müssen, und timte meine Gänge zum Kühlschrank so, dass ich den anderen Bewohnern nicht über den Weg lief. An den Wochenenden und vor allem an Feiertagen teilte ich meine Vorräte ganz bewusst so ein, dass ich komplett unsichtbar bleiben konnte. Ein Jahr zuvor war ich an Weihnachten von einem fröhlichen spanischen Pärchen überrascht worden, während ich gerade in den Kühlschrank schaute, und die beiden hatten mich mit Nachdruck überredet, mit ihnen zu Mittag zu essen. Doch nachdem sie meiner Gesellschaft längere Zeit ausgesetzt waren, war so viel Blut aus ihren Gesichtern und lebenswichtigen Organen gewichen, dass ich mich dreißig Minuten später behutsam zurückziehen konnte, ohne dass wir drei auch nur ein Wort zueinander sagen mussten – als wäre ich rückwärts aus einem Standfoto geschlichen.

Während der unzähligen Stunden, die ich auf meinem Zimmer verbrachte, schaute ich sehr viel fern. Samstags nahmen die Vorberichte zu den Fußballspielen um drei Uhr und die anschließenden Spielanalysen stets einen ordentlichen Teil des Tages ein. Es war ein glücklicher Umstand, dass Channel 4 damals damit anfing, sonntags Spiele der italienischen Profiliga zu übertragen, was mir das ideale Äquivalent zu einem normalen Spieltag bot. An beiden Wochenendtagen nutzte ich diese langen Sportsendungen als eine Art Stützpfeiler für meinen Wachzustand und schaffte es, drum herum Frühstück, Mittag- und Abendessen zuzubereiten und auf einem Tablett auf dem Schoß zu verzehren. Mithilfe dieser Einteilung konnte ich die Tage ohne allzu viele unausgefüllte Intervalle verbringen, und schon bald nahm mich dann wieder mein Verwaltungsjob in Beschlag. So konnten Wochen vergehen, und aus Monaten wurden Jahre – Montag bis Sonntag, Neujahr bis Weihnachten.

Wenn ich an diese Verzweiflung und Leere zurückdenke, wundert es mich kaum, dass Gott mir in einem ganz konkreten Augenblick erschien, als ich in einem alten blauen Saab 900 an einem Fluss stand, und er mit unmissverständlicher Klarheit zu mir sprach. Das war während der Sommerpause zwischen dem fünften und sechsten Jahr meiner Gartenhütten-Therapie. Mein Auto stand in dem Moment aufgrund einer Motorpanne – es verlor Öl – am Rande einer Wiese. Ich hatte die Fahrertür geöffnet, saß auf dem Beifahrersitz und hatte die Rückenlehne so weit nach hinten gestellt, dass ich die Füße bequem aufs Armaturenbrett legen und gemütlich mein Buch lesen konnte. Ich hatte alle vier Fenster heruntergedreht, und der frühabendliche Wind kühlte meine Haut.

In diesem Jahr hatte ich mich lektüremäßig von Spionageromanen verabschiedet und fast alles von George Eliot und einiges von Dickens gelesen, sodass ich mich im Sommer hauptsächlich auf Übersetzungen von Dostojewski konzentrierte. Und genau das war mein Lesestoff in dem Moment, als Gott am Ufer des Flusses durch die rostige petrolblaue Karosserie meines Autos zu mir sprach. Um genau zu sein, las ich *Die Brüder*

Karamasow – die Geschichte von drei Söhnen eines zügellosen Vaters. Ich denke, ich spürte möglicherweise, dass sich dieser Augenblick anbahnte, und ich hatte an diesem Platz zwischen zwei Fußwegen geparkt, um das Buch in einer anderen Umgebung als in meinem möblierten Zimmer zu Ende zu lesen. In gewisser Weise könnte man also sagen, dass ich nach etwas suchte oder dass sich etwas aufgebaut hatte und dass ich diese spezielle Stelle vielleicht ausgewählt hatte, weil ich wusste, was kommen würde.

Ich sollte erwähnen, dass der literarische Aspekt des Ganzen eine Vorgeschichte hatte. Im fünften Jahr meiner Termine bei der Frau in der Gartenhütte war bei mir eine leichte Entspannung eingetreten. Plötzlich bemerkte ich an der Stimme hinter mir das ein oder andere Detail, wie zum Beispiel den gelegentlichen Hang, manche ihrer Beobachtungen mit literarischen Verweisen oder Zitaten zu unterfüttern. Ich konnte daraus folgern, dass sie, obwohl sie in einem Schuh wohnte und eine Unzahl von Kindern hatte, dennoch hin und wieder Zeit zum Lesen fand. Ich war ein junger Leser gewesen, doch als die Probleme in meiner Kindheit überhandnahmen, ging alles verloren, und ich verließ die Schule als Sechzehnjähriger mit wenig Interesse an Büchern oder sonst etwas.

Es hatte also im Verlauf von ungefähr einem Jahr einige Veränderungen gegeben, die zu diesem Moment in meinem Auto mit diesem Buch hinführten – vielleicht das Lockern von etwas, das steckengeblieben war. Und dann geschah es, und es war, als würde mich Wärme durchdringen, als würden alle Bänder in mir weicher und länger. Mein Körper fühlte sich fast schlagartig weniger verspannt an. Ich kann mich zwar nicht daran erinnern, aber ich stelle mir vor, dass ich in diesem Moment meine Füße auf dem Armaturenbrett verlagern musste, um dem Rechnung zu tragen. Außerdem hatte ich das intensive Gefühl, auf sehr direkte Weise wahrgenommen zu werden, was beunruhigend und tröstlich zugleich war. Es war mir unmöglich, all diese Empfindungen zu entwirren, und in dieser Anfangsphase spürte ich keinerlei Drang oder Bedürfnis, tatsächlich mit dieser unverhofften Präsenz in meinem Leben zu reden. Es war gut so, wie es war, mit der nach hinten gestellten Rückenlehne, meine Füße auf dem schwarzen Furnier des Armaturenbretts – einfach nur zu spüren, wie der Widerstand in meinem Körper nachließ, wie die Tiefenveränderung, die Holz- oder Metallgefäße durchlaufen, wenn sie an die Oberfläche kommen, das leise Knarren und Knacken und Zischen eines Körpers, der sich in seinen natürlichen Zustand ausdehnt.

In den Wochen nach dem Erlebnis im Auto fühlte sich mein Körper anders an. Die Veränderung war dramatisch und recht unmittelbar; augenblicklich, um genau zu sein. Ich hielt es sogar für möglich, dass ich zwei oder drei Zentimeter gewachsen war, so kam es mir zumindest vor. Viele simple Mechanismen in meinem Leben fühlten sich leichter an: gehen, zum Beispiel. Wenn ich mein möbliertes Zimmer verließ, machte es mir Spaß, meine längeren Schritte auf Rundgängen durch das weitläufige viktorianische Haus zu erproben. Ich fand es nicht mehr nötig, die Küche nur außerhalb der Stoßzeiten wie beispielsweise um drei Uhr morgens aufzusuchen; mit meinem wachsenden Selbstbewusstsein konnte es tatsächlich vorkommen, dass ich die Gemeinschaftsküche zu üblichen Abendessenszeiten zusammen mit anderen Hausgenossen benutzte. Wir führten sogar Gespräche, und ich spürte keine Schmerzen mehr in der Stirn, wenn jemand mich anlächelte. Es erschien mir plötzlich normal, zurückzulächeln oder sogar mit einem anderen Menschen gemeinsam über etwas zu lachen. Es bedeutete, dass ich ein völlig neues Mienenspiel entwickeln konnte, was bei meinen Mitbewohnern leicht verzögerte Reaktionen auslöste, während sie mein Gesicht musterten und nach Hinweisen suchten, ob das, was sie gerade mit mir erlebten, etwas Gutes war oder etwas zutiefst Besorgniserregendes.

An dieser Stelle scheint es angebracht, auf die Frage einzugehen, ob Gott existiert oder nicht. Nicht darauf, ob Gott existiert, sondern auf die *Frage*, ob er existiert. Diese Frage fällt in dieselbe Kategorie wie: »Warum liebt mich niemand?« oder »Warum habe ich nie das Gefühl, gut genug zu sein?« Wer wirklich weiß, dass Gott *nicht* existiert, verschwendet keine Zeit damit, über diese Frage nachzudenken. Um Gottes Existenz zu hinterfragen, muss ein Mensch große Schwierigkeiten haben, sich selbst der einfachsten Dinge im Leben sicher zu sein und beispielsweise darauf zu vertrauen, dass der Stuhl, auf dem er sitzt, real ist oder dass die

Küsse, die er im Leben bekommen hat, ehrlich gemeint waren.

Die Beschäftigung mit der Frage, ob Gott existiert oder nicht, ist in gewisser Weise *Luxus*. Wenn dein Zuhause von Mörsergranaten bedroht wird oder wenn du eine Hungersnot durchmachst und siehst, wie die Bäuche deiner Kinder anschwellen, weißt du entweder, dass Gott existiert, oder du weißt, dass es ihn nicht gibt. Auch ich sah in dieser Frage ganz klar, als ich verzweifelt war und die Traurigkeit mein Leben prägte. Und jetzt, wo ich meine Frau mit einem Zweijährigen und einem Sechsjährigen allein lasse, ohne Geld und ohne eine Familie, die sich um die Kinder kümmern würde, falls Gill etwas passiert, ist mir nicht wohl dabei, Gott infrage zu stellen. Alles, was ich liebe, schwebt hoch oben und außer Reichweite. Mir bleibt nichts anderes übrig, als Gott zu finden, wie das wohl jeder am Ende tut, wenn dieser Moment kommt.

Ich entschuldigte mich bei der Frau in der Gartenhütte für Kommentare, in denen ich sie mit verschiedenen Nutztieren verglichen hatte. In Wahrheit hatte sie viel mehr Ähnlichkeit mit einer damals besonders beliebten Fernsehmoderatorin und Talkmasterin. Ich entschuldigte mich auch dafür, dass ich beleidigende Dinge über ihre Familie gesagt hatte. Dafür schäme ich mich bis heute. Ich hatte diese Äußerungen über ein Jahr zuvor getätigt, aber ich war gerade aus der langen Sommerpause zurück, und es war das erste Mal, dass ich überhaupt auf die Idee kam, mich zu entschuldigen.

Mir wurde auch klar, wie langweilig und unangenehm die vergangenen fünf Jahre für sie gewesen sein mussten und wie viel ihrer Arbeitszeit ich in Anspruch genommen hatte. Fünf Jahre lang hatte ich mehrmals die Woche Zeit in diesem kleinen Raum mit der Topfpflanze und der Kleenex-Schachtel sowie dem Geruch nach Teppichboden und Kiefernholz verbracht und die Deckenlampe angestarrt – und ich glaube, bei jenem ersten Termin nach dem Sommer schaute ich mich um, als wäre ich zum ersten Mal da. Oder als hätte ich meine eiserne Maske abgenommen und mich umgesehen und festgestellt, dass ich hüfttief in den benutzten Kleenex-Tüchern der vergangenen fünf Jahre stand.

Ich hatte der Frau in der Gartenhütte von Gott erzählen wollen – dem Gott, der in Autos an Flussufern im Sommer erscheint –, aber so, wie ein kleiner Junge, der aus der Schule kommt und stolz sein Modell des Universums herumzeigt, das er aus Bindfäden und Tischtennisbällen gebastelt hat. Und ich glaube, für mich ist bis heute von allergrößter Bedeutung, wie respektvoll und umsichtig sie meine Schöpfung behandelte. Ich habe diesen Moment auf der Liege, in dem ihre kluge Stimme mich vollkommen verstand, als einen der wichtigsten in meinem Leben in Erinnerung behalten; und ich denke, ohne diesen Moment wäre nur sehr wenig möglich gewesen.

Ich ging noch ein weiteres Jahr in die Gartenhütte, aber ich hatte bereits begonnen, Abendkurse zu belegen, um meinen fehlenden Schulabschluss nachzuholen. Ein oder zwei Jahre später schrieb ich mich an einer

Universität in einem anderen Teil des Landes ein. Ich glaube nicht, dass meine Erfahrungen in der Gartenhütte enorm viel in meinem Leben veränderten, aber es war genug. Ich verkaufte meinen alten blauen Saab 900 zum Schrottpreis, und danach war Gott nie mehr ganz so intim oder laut wie zuvor. Aber er hatte sich offenbart, und die Erinnerung daran blieb mir wichtig. Am bedeutsamsten war, dass ich diese Zeit mit jemandem in einem Raum verbracht hatte. So einfach und so schwer war das.

Gill

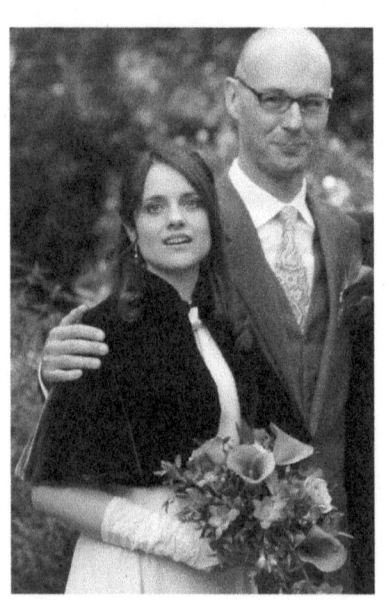

Wo die M40 bei High Wycombe oder Beaconsfield durch die Chiltern Hills führt, hat jemand etwa hundert Meter von der Straße entfernt den Satz *Warum mache ich das eigentlich jeden Tag?* in schiefen großen Lettern, die aussehen wie Magnetbuchstaben für den Kühlschrank, auf eine Betonwand oberhalb einer grasbewachsenen Böschung gesprüht. Gill und ich lasen das, als wir mit dem Bus unterwegs nach London waren und über unsere Vorstellungen für die Zukunft sprachen. Wir waren seit etwa einem Jahr zusammen, und in dem Gespräch ging es darum, wie schwierig es für uns werden würde, weil wir beide verletzte Persönlichkeiten waren. Wir wussten das voneinander – dass wir in unserem Leben phasenweise krank gewesen waren; und verängstigt.

Die letzten fünfzehn Meilen hatten wir ernster verbracht als das erste Stück Autobahn aus Oxford heraus. Ich weiß nicht, warum sich das änderte oder warum gewisse Dinge zur Sprache kamen. Wir stellten uns vor, zusammen älter zu werden. Wir stellten uns vor, Eltern zu sein. Es fühlte sich an, als würden wir den Klapptisch an der Lehne vor uns herunterziehen und etwas aus einer Tasche darauflegen, um es genauer zu betrachten.

Und wenn ich mich heute an den Moment erinnere, sehe ich uns von oben inmitten des Verkehrs auf der Straße: diese beiden Gestalten nebeneinander hinten in einem Bus, die reden und überlegen und zweifeln. Ich denke an das Kinderbuch *Die Borger*, das von einer winzig kleinen Familie handelt, alle nur ein paar Zentimeter groß, die in den Wänden und unter den Dielen eines Landhauses wohnt. Sie schlagen sich durch, indem sie Sachen borgen und für ihre Zwecke umfunktionieren, sodass aus einem geborgten Fingerhut ein Eimer wird oder aus einer Garnrolle ein Stuhl. Ich denke, wir waren solche kleinen Menschen – wir kamen von nirgendwo. Das hatten wir gemeinsam: dass wir nicht dazugehörten.

Wir saßen in dem Bus und stellten uns ein gemeinsames Leben vor, das wir nicht verstanden, während wir über diesen Abschnitt der M40 fuhren, kurz bevor sie die M25 kreuzt und London allmählich in Sicht kommt. Wir schauten aus dem Fenster auf die Betonwand und das Graffiti und wussten, dass es sowohl möglich als auch unwahrscheinlich war. Und wir hatten vermutlich Angst, fragten uns, ob wir in einem Jahr noch zusammen sein, noch immer die Hoffnung und den Glauben an etwas Gemeinsames haben oder ob wir wieder allein sein würden: zwei Gestalten in einem Bus auf der Autobahn, redend und nachdenkend und zusammen, ohne zu wissen, was das eigentlich bedeutete.

Und doch wohnten wir zusammen, gingen gemeinsam auf Reisen, lösten Probleme und kauften gemeinsam ein Haus; wir bekamen gemeinsam Kinder. Aber wir gingen immer eher behelfsmäßig an Dinge heran, die Erwachsene schon längst gemeistert haben sollten. Wie setzten so viele Aspekte des Lebens aus ausrangierten Eierschachteln und leeren Müslikartons zusammen. Wir leckten sie an und pappten sie aneinander, und im Laufe der Jahre klebten wir all das mit Tesafilm zusammen und kleideten unser Leben mit Alufolie aus. Nichts war bereits vorhanden, und wir machten gemeinsam etwas daraus, das so gut funktionierte, wie es nur ging. Es war nichts Reales vorgegeben. Wie waren Styropor-Künstler mit den Funden aus einer Mülltonne, die wir freitagmorgens an den Straßenrand stellten. Und viele Jahre später ist aus diesen Abfällen wie Milchflaschendeckeln und Papphülsen von Klopapierrollen ein Ganzes entstanden, sodass alles aus etwas anderem erschaffen wurde. Und dann tauchte irgendwann das Meer auf, und das Fertiggestellte erwies sich als ebenso solide wie alles Schicke und Homogene und aus Plastik Hergestellte, das vorbeitrieb. Und ich frage mich, was daraus werden und ob es in Zukunft weiterbestehen wird. Was wird es sein? Was wird es auf dem Schrottplatz wert sein, was wird es anderen wert sein? Dieses ramponierte Ding, das ich mit jemand anderem gemeinsam erschaffen habe.

Ich bin fast dreißig Zentimeter größer als Gill, und ich kenne die Stelle an meiner Brust, wo die linke Seite ihres Gesichts zu liegen kam, wenn ihr das Leben zu viel wurde. Der Träger von Gills BH drückte in die Innenfläche meiner rechten Hand, und unter den Fingerspitzen konnte ich einige Rippen hinten an ihrem Brustkorb spüren. Und wenn sich ihr Körper bewegte, war das so, als würde sie mehrfach schnell mit den Achseln zucken, und wenn ich dann die Kinnspitze sachte auf ihren Kopf legte, konnte ich mich ihrem Rhythmus bei diesen Bewegungen leichter anpassen.

Bis vor einem Jahr hatte mir Gill in Sachen Weinen einiges voraus. Wenn das Leben nicht mehr richtig funktioniert, wie das bei mir der Fall war, ist nicht ganz ersichtlich, worüber man weinen sollte, und so kann es passieren, dass man über eine Packung Chips weint oder eine Busfahrkarte oder etwas anderes, ohne recht zu wissen, wieso. In diesem Moment mit Gill hätten meine Hände daher auch flach rechts und links an einer Küchenmaschine liegen können oder vielleicht am Griff eines großen Rasenmähers. Diese Umarmungen waren hauptsächlich verstandgesteuert, und ich tat nichts weiter, als abzuwarten, und wenn die Bewegungen in Gills Brusthöhle und Zwerchfell nachließen, hob sie den Kopf, und ich konnte sie deutlicher sehen. Ihre Wangen sahen gerötet und verquollen und nass aus, die Absonderungen ihrer linken Augenhöhle hinterließen ein akkurates feuchtes Dreieck auf meinem T-Shirt, und wir waren weiterhin durch einen Faden aus salzigem Schleim verbunden.

Manchmal war ich frustriert, weil ich vielleicht gerade dabei war, Zwiebeln anzubraten, oder ins Bad wollte, um mir die Nasenhaare zu trimmen. Oder vielleicht hatte Gill sich schon seit mehreren Tagen niedergeschlagen oder überfordert gefühlt, und ich wollte, dass es aufhörte, weil ich keine weitere Erinnerung an diese Wärme und diese Bewegung brauchte.

Ich frage mich, ob Gill jetzt beobachtet, wie sich *mein* Gesicht verändert: wie ich weine, indem ich versuche, den oberen Teil meiner Wangen Richtung Nase zu bewegen und meine Unterlippe in ein unmögliches V herunterzuziehen. Es muss seltsam sein – meinem Körper so nah zu sein, wenn er endlich mal funktioniert und solcherart auf Verlust reagiert, und sich zu wünschen, dass wir zwei mehr Zeit hätten, dieses Wissen zu teilen. Dass wir gemeinsam weinen gehen könnten, vielleicht zu verschiedenen Orten auf der Welt, so wie wir gemeinsam spazieren gehen. Wir könnten endlich gemeinsam nach Japan weinen gehen oder uns zu den Äußeren Hebriden schluchzen, genau wie wir das geplant hatten.

Die Jahre vergehen, und die Konturen, die du mit einem anderen Menschen bildest, werden zu dem geformt, was ihr gemeinsam seid: Konturen im Bett oder auf einem Sofa oder im Stehen. Und nach vielen gemeinsamen Jahren könnte es leichter sein, nicht zu lieben oder jemand Neues zu lieben, als die kleinen Vertiefungen oder die Griffspuren zu verändern, die die Zeit so vollkommen geglättet hat. Die Orte, die mir jetzt zur Verfügung stehen, sind allesamt Plätze für nur eine Person: mein Rollstuhl oder mein Ruhesessel oder mein Krankenbett. Ich könnte genauso gut in einer tiefen Schlucht oder hoch oben auf einer Klippe sein. Wie fühlt es sich wohl an, wenn Gill überfordert ist und dort, wo mal meine langen Beine standen, der kleine Motor meines Rollstuhls surrt und surrt? Es ist, als wäre der Lehm oder die Knetmasse erstarrt, und nun sind nur noch Kanten und Metallbeine oder Armstützen im Weg. Und wir übermitteln unsere Verzweiflung mit Walkie-Talkies oder legen uns Zettel mit kleinen Nachrichten hin. Bis zu jenem Moment vor zwei Wochen am Kühlschrank, neben einem heruntergefallenen Legostein, als ihre Hüfte sich unter meinen Arm schob und die linke Seite meines Gesichts sich sanft unter ihre Brüste drückte. Es blieben keine dunklen Abdrücke aus meinen Augenhöhlen zurück, das nicht. Ich spürte nur, dass ich mit meinem ganzen Gesicht genau da sein wollte, und wie weich und warm dieser Körper war.

Und jetzt bietet sich mir diese andere Gelegenheit, wenn ich Gill mitten in der Nacht wecken muss, damit sie mir aufhilft. Seit einiger Zeit schlafe ich in einem Krankenbett neben dem größeren, das mal unser gemeinsames war. Das neue Bett hat eine Aufrichtfunktion, durch die sich mein Kopf und Oberkörper auf Knopfdruck anheben lassen, aber das genügt nicht ganz, wenn ich schlaff und verschlafen bin. Also steht Gill mir zur Seite, indem sie die Arme unter mich schiebt, die Hände hinter meinem Rücken verschränkt und mich hochzieht. Und dann sinke ich wieder wohlig in ihre Weichheit und ihre Kraft – selbst kraftlos und nuschelnd und so gar nicht mehr verstandgesteuert.

Gills Körper funktioniert sehr gut. Sie sieht das anders – sie hat das Gefühl, dass ihr Körper von allem, was vor sich geht, überbeansprucht und niedergedrückt wird –, aber wenn ich eine Gabel oder mein Handy oder meine Wasserflasche auf den Boden fallen lasse, erinnert mich die Bewegung, mit der Gill die Sachen aufhebt, an die Art, wie ein Golfer nach einem erfolgreichen Putt den Ball aus dem Loch nimmt, oder daran, wie ein Flamingo elegant den Schnabel ins Wasser taucht, um einen Fisch zu packen. Vermutlich beobachte ich solche effizienten physischen Mechanismen jetzt aufmerksamer als früher.

Ich bedanke mich sehr oft bei Gill. Bestimmt zigmal am Tag, und ich meine das jedes Mal ganz aufrichtig. Es geht dabei nicht um gute Manieren, bei Gill achte ich nicht auf Manieren. Früher habe ich das wahrscheinlich getan, aber jetzt strömt einfach nur die Dankbarkeit aus mir heraus, Dankbarkeit für alles, was sie inzwischen für mich machen muss. Es tut gut, dieses Gefühl so stark zu empfinden.

Der Unterschied zwischen unseren Körpern trennt uns; der Unterschied zwischen Luft und Stein. Babys fühlen sich bestimmt einsam, wenn um sie herum so viel Bewegung herrscht, bevor sie dahinterkommen, wie gut das in Wahrheit ist. Ich bin überwiegend statisch an einer Stelle, und Gill ist mobil. Meistens kann ich hören, was sie macht. Ich kann den Mülleimerdeckel hören oder die Haustür oder einen Topf, der aus dem Schrank gezogen wird. Und ich lausche ihren Bewegungen durchs Haus und den Schritten auf dem Flur, von denen ich immer hoffe, dass sie Gill zu mir führen.

Es war Oktober, und wir kannten uns seit einem Monat. Wir gingen Hand in Hand die High Street hinunter, als ich stehen blieb und auf einen Mantel im Schaufenster zeigte. Gill drehte sich um, schaute aber nur vage in die Richtung und bewegte den Kopf panoramaartiger, als ich erwartet hatte. Wir standen vor einer kleinen Modeboutique, und der Mantel war ganz vorne im Schaufenster. Alles andere war gefaltet oder drapiert, aber der Mantel hing auf einem Bügel und konnte daher auf den ersten Blick in voller Größe in Augenschein genommen werden.

Ich zeigte mit dem Finger mantelwärts, konnte aber sehen, dass Gills Augen vergeblich versuchten, ihr Lächeln festzuhalten. Wie bei dem kleinen Geschicklichkeitsspiel, wo man etliche Silberkügelchen dazu bringen muss, an Ort und Stelle zu bleiben. Ich machte einen Schritt zurück, und Gill und ich standen Arm in Arm auf dem Bürgersteig, inmitten des Stroms von Passanten, und blickten gemeinsam auf den Mantel. Da war er: ein auffälliger parkaartiger Wintermantel mit einer Kapuze aus silbrigem Kunstpelz, und ich fragte mich, wieso sie ihn nicht sehen konnte. Ich versuchte, eine deutlichere Anspielung zu machen – dass sie gesagt habe, ihr wäre kalt und sie bräuchte einen richtigen Wintermantel. Und ich glaube, in dem Moment machten meine Hände kreisende und zeigende Bewegungen, als nähme ich an einem kollektiven Tanz in einer Schulaula unter bunten Lichtern teil. Doch in Wirklichkeit war es das Gefühl, mit einem Sprachführer in einer fremdländischen Stadt zu stehen und die Wärme der

Verlegenheit eines so liebenswerten und nachsichtigen Menschen zu spüren.

Fünf Jahre später besaßen wir eine eigene Wohnung und ließen einen neuen Boden verlegen und einen Kamin einbauen, doch für Gill fing alles mit jenem Mantel und mit dem Pilzrisotto an, das ich anschließend in meiner Wohnung kochte. Sie beobachtete mit einer solchen Freude, wie ich Butter und Käse in den Topf gab, und lächelte so viel, dass unsere Zähne gegeneinanderstießen, als wir uns wenige Augenblicke später zum ersten Mal küssten. Ich kochte am offenen Ende der Geschichte von jemand anderem, und mir gefällt der Gedanke, dass Gill sich womöglich auch aus folgendem Grund in mich verliebte: weil ich jemand war, der meinte, sie bräuchte einen Mantel, wenn sie fror, oder eine Mahlzeit, wenn sie Hunger hatte.

Gill hilft mir aus dem Bett, sie macht mir einen Tee und legt eine Decke um mich, damit ich anfangen kann zu arbeiten. Es ist vier Uhr morgens, und mitten in der Frage »Brauchst du noch was?« umschließt sie sanft mit der Hand meinen Unterarm, gähnt einmal und wendet sich ab, um wieder ins Bett zu gehen.

Ich lernte Gill kennen, als ich gerade angefangen hatte, Theaterstücke zu schreiben. Sie erlebte diese aufregende Zeit mit, und wir lasen gemeinsam Dramen und schauten uns Stücke an, bis ich irgendwie die Orientierung verlor und nicht mehr wusste, warum ich das überhaupt machte oder was ich sonst machen sollte.

Und jetzt sitze ich in den frühen Morgenstunden da und schreibe über diese Person. Die Person mit einem Verstand und einem Körper, bei der ich so lange brauchte, um sie zu verstehen und mit ihr zusammen zu sein. Jetzt, da ich zum Schreiben zurückgekehrt bin, schreibe ich über *sie*, und das scheint mir das bestmögliche Ende zu sein.

Alles braucht so lange und ist schon fast ganz verloren, abgesehen von den Millionen Momenten, die noch bleiben.

Letzte Woche gab es einen Moment, als ich im Bett lag und Gill mit Jimmy auf der anderen Seite der Tür hörte. Irgendetwas hatte Jimmys Neugier geweckt – vielleicht ein Behältnis oder Werkzeug –, und er stellte seine neue Lieblingsfrage: »Was das?« Ihre Stimmen waren nicht gedämpft, und ich sah die Schatten ihrer Bewegungen durch den Spalt unter der Tür. Ich konnte erkennen, dass sie beide dort saßen und einen Gegenstand eingehend erforschten, und Gill führte dabei seine Hand, sodass zwar freudige Oohs und Aahs zu hören waren, aber so gut wie keine Erklärung.

Während ich dies schreibe, denke ich darüber nach, was es heißt, sich selbst etwas beizubringen. Ich glaube, es kommt dabei nicht auf den privaten Charakter des Lernvorgangs an, sondern darauf, dass ein Mensch in seinem Leben an einen Punkt kommt, an dem er erwartet oder sich wünscht, etwas Entscheidendes bereits zu wissen, ohne dass das der Fall ist. Das Wissen entsteht nicht allmählich; es ist ein Abgrund, der gefüllt werden will.

Ich höre Gill mit unseren Kindern, und ich höre das Piepen eines mächtigen rückwärtsfahrenden Baggers. Die gewaltigen Erdmassen, die wie Spielkarten angehoben und bewegt werden. Obwohl Gill erschöpft ist und aufhören möchte, merke ich, dass sie sich in mich hineingräbt und mich bewegt – dass sie den Abgrund aushebt, den ich jahrelang aufgefüllt habe, und sich nun in den flüchtigen Freiräumen bei Tag oder Nacht notgedrungen hineinbegibt. Sie weiß instinktiv, wie das geht. Ich höre ihre Stimme mit unseren Kindern, höre, dass die Laute, die sie jetzt macht, auch meine sind: dass sie in den einsamen Stunden zu uns beiden wird. Selbstzweifel können das nicht aufhalten; es geschieht ohnehin, auch im Dunkeln und im Regen, hoch oben im Führerhaus eines riesigen Baggers. Der Abgrund an Wissen, den sie auffüllt. Die Kraft dessen. Tom und Jimmy wissen das ebenfalls.

Als junges Mädchen lebte Gill etliche Jahre auf einem Boot, das schließlich durch einen Brand zerstört wurde, und keine ihrer nachfolgenden Behausungen erwies sich als irgendwie verlässlich, bis wir gemeinsam unsere Londoner Wohnung bezogen.

Wir lebten fünfzehn Jahre in dieser Wohnung. Tom wurde dort im Wohnzimmer geboren. Und weil wir von Bäumen und einer in London seltenen Stille umgeben waren, hatte Gill, wenn sie die vielen Treppen bis ganz nach oben hochstieg, immer das Gefühl, einen Hochsitz oder einen Schutzwall am Himmel zu erklimmen. Es war sicher und unerwartet, wie das Gefühl eines neuen Mantels. Und ich weiß, dass Gill immer die Hoffnung hegte, in dieses sichere und geliebte Zuhause zurückzukehren, zurück zu diesem hochgelegenen Ort, der für uns nun unerreichbar ist.

Wer sich als Kind je unsicher gefühlt hat, wird dieses Gefühl nie wieder ganz los – und die Tatsache, dass wir die Wohnung verkaufen müssen, wühlt das alles auf. Wir sind meilenweit von zu Hause entfernt, aber dennoch bröckelt ein wenig Furcht ab, unter Gills Füßen und vom Putz der Wände. Es ist egal, wo wir sind – ich sehe die kleinen Erschütterungen da, wo sie geht, und die vielen Risse, die oben in der Decke entstehen. Ich kann sehen, dass es immer da ist – wie sie nachts in die kleine Lücke am Rand unseres Bettes schlüpft.

Und wenn ich von Gill und Tom und Jimmy träume, sind das immer Mauerträume und Gartenträume und Zimmerträume, von einem Ort, an dem sie irgendwann leben werden. Ich möchte diesen Ort finden, ihn nachts erbauen, in meinem Rollstuhl um das Fundament herumsurren, mit einer Kelle in meiner gesunden Hand und einem Mörtelbrett auf dem Schoß.

Ich erinnere mich daran, wie wir vom Crystal Palace Park Richtung Westow Hill gingen und ich meiner Frustration über meine Schriftstellerkarriere Luft machte, ein Thema, das mich selbst bei einem Spaziergang im Park nicht losließ. Wir hielten an einer Ampel, und dann ging Gill voraus und sagte, ohne mich anzusehen, dass sie das nicht interessiere. Die Ampel war auf

Grün gesprungen, ich kam aus dem Tritt und schlurfte dann los, um sie einzuholen.

Ich könnte in diesem Kapitel darüber schreiben, wie oft Gill auf mich gewartet oder auf mich Rücksicht genommen hat, oder über die vielen unterschiedlich großen Opfer, die sie gebracht hat, bis sie es nicht mehr tat – wie in diesem Moment vor fünf Jahren, als die Ampel auf Grün sprang und sie nicht mehr warten wollte, auf niemanden.

Alles wird schwerer, wenn du älter wirst, bis du vielleicht am Ende förmlich niedergedrückt bist, viele Hundert Mäntel schleppst, die Taschen voll mit den Kieselsteinen anderer Leute. Vielleicht wirst du mit einem Dufflecoat um die Schultern geboren, vielleicht obendrein noch mit einem Trenchcoat.

Gill kam zehn Jahre nach ihren Geschwistern zur Welt, wurde in die Enttäuschung einer zerbrechenden Ehe hineingeboren und bediente ihr Leben lang die Erwartungen anderer bis zu jenem Augenblick vor rund fünf Jahren, als sie entschied, damit aufzuhören. Sie hatte beschlossen, dass sie nicht die Verantwortung für die Enttäuschungen oder Frustrationen anderer Leute trug und auch nie getragen hatte. Mir fiel auf, dass die Telefonate mit ihrer Familie kürzer wurden und dass sie bei diesen Gesprächen stets mehrere Dutzend Mäntel auszog, das Telefon zwischen Wange und Schulter geklemmt, oder dass sie mir abgelegte Jacken zurückgab, während ich wartend an einer Ampel stand.

Ich konnte sehen, dass Gill immer größere Freude an ihrer Arbeit hatte und dass die Leute sie auf eine andere

Art als früher respektierten. Und je weniger Mäntel sie trug, desto mehr Menschen respektierten sie und wollten Zeit mit ihr verbringen. Sie hatte eine Unabhängigkeit, die mich erstaunte. Ich war sowohl fasziniert davon als auch überrascht. Und ich wusste nicht, ob ich gut genug für diese Person sein würde oder ob ich das je gewesen war.

Ich bin froh, dass mir das in diesem Moment wichtig genug war, um Angst zu bekommen, und heute ist mir klar, dass es nicht immer richtig ist, auf Fußgänger zu warten, die nicht mitkriegen, dass die Ampel an der Kreuzung auf Grün geschaltet hat. Das muss der Punkt sein, an dem Ehen auf so viele verschiedene und bedauerliche Arten scheitern. Und ich denke, obwohl es schmerzlich für mich war, bin ich Gill für die Veränderungen, die sie in ihrem Leben herbeiführte, und für die Chance, die diese Veränderungen mir eröffneten, zu großem Dank verpflichtet. Es war nämlich nie meine Absicht, sie auszunutzen oder nicht wertzuschätzen, aber ich vermute, solche Muster entwickeln sich peu à peu oder sind schon in den frühesten Anfängen angelegt.

Ich sah, wie die Wahrheit sich dem Bordstein auf der anderen Straßenseite näherte, und mehr tat ich nicht – ich sah sie und erkannte, was sie war und dass sie sich über die Straße hinweg von mir entfernte. Ich ging weiter und versuchte, Schritt zu halten, denn das war so ziemlich alles, was ich damals leisten konnte. Ich bog nicht allein nach links auf die Anerley Road oder nach rechts auf die Crystal Palace Parade, weil ich Gill nicht verlieren wollte. Ich wollte ihr folgen. Ich glaube, es war die reine Begeisterung. Das war wirklich das Entscheidende – die Begeisterung für einen anderen Menschen.

Ich weiß, dass die Götter nicht gegen Gill sind, obwohl es ihr so vorkommt. In dem Film *Jason und die Argonauten* aus dem Jahr 1963 gibt es manche Götter – träge, Toga tragende Götter, bei denen immer jemand im Hintergrund auf der Lyra klimpert –, und diese Götter sind vielleicht gegen sie, aber nicht die anderen.

Gill hat uns nach Portugal gebracht, und sie hat uns zurückgetragen. Und es ist schon heftig für einen Elternteil und eine Pflegekraft ohne brauchbare eigene Eltern, der Kopf und die Muskelkraft einer Familie zu sein, ohne das Gefühl zu haben, auch mal Pause machen oder loslassen zu können.

Und ich weiß auch, für eine Frau, die dafür ihre Karriere aufgegeben hat und dann mit einem Ehemann gestraft wurde, der krank ist und bald sterben wird, für eine Frau, der an vielen Tagen der Himmel auf den Kopf fällt und die viel Scheiße und Pipi wegputzen muss, sieht alles richtig übel aus, und das ist es auch. Wahrscheinlich ist es noch schlimmer, als es aussieht, oder es wird noch schlimmer. Am Ende erweisen sich die Götter womöglich als noch launischer und die Menge an Scheiße und Pipi als noch umfangreicher, wobei mir klar ist, dass dieser Gedanke nicht gerade beruhigend wirkt.

Es ist nicht notwendig, stark zu sein. Ich vermute, Menschen halten solche Dinge einfach aus, jedenfalls scheint es mir so. Und ich weiß nicht mal, ob es besser werden wird; es könnte noch schlimmer werden! Aber irgendwann wird die Sonne auf das Chaos herabscheinen und hübsche Muster auf die glänzenden Pfützen aus verdunstendem Pipi machen. Ich weiß, in diesem Moment wird Gill Frieden empfinden, und manches davon wird ihr so komisch vorkommen, dass sie herzlich darüber lachen kann.

Motorneuer-Krankheit

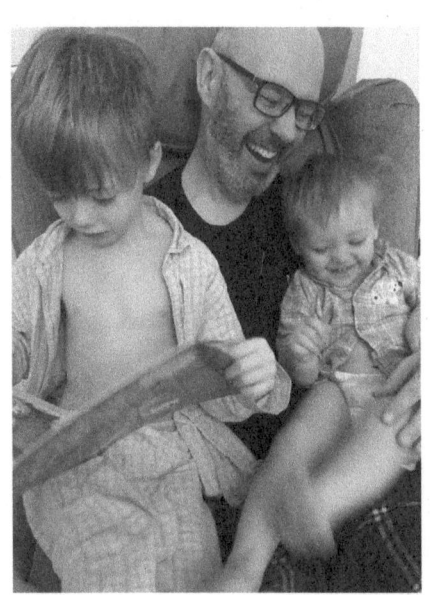

Ich kam verspätet mit meinem surrenden Rollstuhl ins Zimmer und sah, dass ein Freund Tom kopfüber an den Füßen über dem Sofa hielt. Mein Sohn gab die fröhliche Version des Geräusches von sich, das Hummer angeblich machen, wenn sie in kochendes Wasser geworfen werden.

Ich weiß, dass es wohl irgendwann andere wichtige Männer in Toms und Jimmys Leben geben wird, und es ist schwer, nicht zu wissen, ob diese Beziehungen gut sein werden. Ich muss einfach darauf vertrauen, dass dem so sein wird, was eine andere Form von Loslassen ist, die Einsicht, dass es niemals möglich ist, die Kontrolle zu haben – nicht wirklich. Es ist sehr hilfreich, endlich zu dieser Art von Erkenntnis gelangt zu sein – etwas loszulassen, das ich nie wirklich im Griff hatte.

Drei Jahre lang, bis Tom vier war, arbeitete Gill Vollzeit als Lehrerin, und ich arbeitete an den Wochenenden. Ich war mit Tom zu Hause, und daher haben wir eine sehr enge Bindung. Ich war für meinen Jungen Mutter und Vater zugleich. Ich war auch für Gill eine Art Mutter, und ich war voller Zuversicht für das, was wir drei sein könnten. Ich war der Architekt unserer jungen Familie, eine Rolle, die später auf Gill überging. Aber zu Beginn konnte sie diese Person nun mal nicht sein. Zuversicht verlagert sich, und heute ist mir klar, dass ich in meinem Leben eindeutig zuversichtliche Phasen hatte, die mit dem Jahr begannen, als ich Gott für kurze Zeit auf eine intime Art kennenlernte, und mit der Einsicht enden, dass ich sterbe. Zwischen diesen beiden Punkten lagen die Begeisterung und die Kraft, die ich empfand, als ich die ersten Theaterstücke schrieb, und die Jahre, über die ich jetzt nachdenke, als ich mich um meinen Sohn und unsere junge Familie kümmerte.

Aber jetzt bin ich losgelöster: Ich bin beinahe Scrooge, der in ein Leben zurückkehrt, in dem es ihn niemals gab, oder James Stewarts Filmfigur in *Ist das Leben nicht schön?* Wenn ich jetzt einen Freund mit Tom spielen sehe, habe ich das Gefühl, nicht ganz hier zu sein, und dass ich von einer anderen Zeit träume. Es ist der Traum von etwas, und es schmerzt auf eine Art und Weise, die ich langsam akzeptieren kann. Gill ermuntert Tom manchmal, mich zur Kenntnis zu nehmen oder mir Gute Nacht zu sagen, und vor ein paar Wochen gab es eine Phase, in der ihm das offenbar widerstrebte. Wir führen ein stressiges Leben, und ich glaube, Tom fühlte sich in der Schule ein bisschen unsicher, vielleicht grenzte er deshalb andere Beziehungen aus, um so viel wie nur möglich von seiner Mum zu bekommen. Das bedeutete, dass er mich an manchen Tagen scheinbar gar nicht hörte, wenn ich ihn ansprach, oder dass er an mir vorbeiging, als wäre ich unsichtbar, und ich schützte dann mein Herz so behutsam, als wäre es aus Himbeergelee.

Es verging einige Zeit in diesem Stil, und meine Zuversicht verließ mich spürbar, aber dann kam Tom eines Morgens ohne ersichtlichen Grund zu mir aufs Bett geklettert und drückte sein Gesicht in meine Achselhöhle. Ich wollte mich nicht bewegen, und eventuell verlangsamte ich sogar meine Atmung. Dann bewegte er sich, und ich dachte, der Moment wäre verloren, doch er drehte sich nur ein wenig und lag dann mit seiner Brust auf meiner, sein Gesicht an mein Brustbein geschmiegt, seine Arme seitlich über meinen Körper drapiert. Ich blickte einfach zur Decke, weil ich auf keinen Fall irgendeine Veränderung wollte; aber ich strich ihm sanft über Hinterkopf und Nacken und ließ meine Hand auf seinem Schulterblatt liegen, bis er etwa zwanzig Sekunden später aufstand.

Ich mache schwere Zeiten durch – anders kann man das nicht sagen –, und ich habe gelernt, mich über kleinere Dinge zu freuen. Es ist die Erfahrung von Armut, wie ein Kind, das ein einfaches Geschenk zu Weihnachten bekommt und sich mehr darüber freut als die meisten anderen. Mein Leben als Vater kann heute auf eine Weise wunderbar sein, wie das früher unmöglich war. Ich weiß, was diese Momente bedeuten, und ich hoffe, ich bin bereit für sie, wann immer sie sich ereignen.

Gill und Tom sahen aus wie eine rollende Kugel aus Füßen und Haaren, weil ich das schwarze Zeug zwischen Toms Zehen auf mein Rührei gekrümelt haben wollte. Aber das klappte nicht, und am Ende des Manövers saß Tom breit grinsend auf Gills Hinterkopf.

Kinder sind wie Efeu. Sie greifen in dich hinein und umschlingen dich, stellen Fragen mit ihren Körpern und entdecken neue Zugänge. Dass die Liebe etwas Körperliches ist, lernte ich unter anderem auch in Momenten mit Tom, als er noch ganz klein war und ich ihn versorgte. Ich beschreibe etwas Körperliches, das andere Eltern kennen, das ich jedoch entdeckte, als wäre es ein verborgenes Königreich. Wie die Welt für meinen kleinen Sohn unkontrolliert kreiseln und ruckeln und hüpfen konnte, wie ich merkte, dass sich dieses Tohuwabohu beruhigen ließ, wenn wir zusammensaßen und ich meine breite Hand flach auf Toms Brust legte und wartete, bis sein Herz nur wenige Zentimeter von der Wärme meines Handtellers entfernt langsamer wurde. Oder wie es manchmal nötig war, Tom wie einen Tambourstock um meinen Kopf zu wirbeln oder ihn als Schubkarre zu benutzen oder ihn wie Sushi in eine Decke einzuwickeln. Ihn einfach wissen zu lassen, dass mein großer Körper mit Armen und Brust und Rücken sich in seinem Leben bewegte, um mit ihm zusammen zu sein, um ihn zu wärmen, ihn zu beschützen.

Dieses Wissen ist jetzt weggesperrt, während ich die physische Welt der Menschen, die ich liebe, von außen betrachte. Es wird nicht die Erinnerung meiner Kinder an mich sein, bloß ein Artefakt, das in Fotos und alten Filmen zu erahnen ist – etwas, das sie eines Tages interpretieren werden. So zu verschwinden, ermöglicht es, das eigene Ego loszulassen, und das ist ein beruhigendes Gefühl. Ich fühle mich dadurch wie ein etwas besserer Mensch, was ich anders nie vermocht hätte. Ich sehe, wer Tom und Jimmy sind, und denke jetzt gründlicher darüber nach, wie ihr Leben sein wird – die breite Leinwand ihres zukünftigen Wohlergehens, mit ihren vielen leeren weißen Flächen. Viele Entscheidungen, die ich jetzt treffe oder mit Gill treffe, beziehen sich auf eine Zeit, in der ich hätte mit dabei sein sollen, aber es nicht mehr sein werde. Es ist gut, dass ich mein Leben so beende – als Vater –, und es ist gut, dass dieser Umstand nun ein wenig dazu beiträgt, ein Leben abzurunden, das lange Zeit unsicher und teilweise eitel oder ichbezogen war.

Ich schaue hinüber, und da ist Gill, deren gesamter Körper tief in die Bettdecke gedrückt ist, weil Tom grinsend auf ihrem Kopf sitzt. Ich beobachte das und weiß, dass er nicht allein ist, dass wenigstens einer von uns ihn daran erinnern und ihm versichern kann, dass Liebe körperlich und real und immer für ihn da ist. Und mein Platz in all dem schrumpft, wird historisch und bleibt doch gerade wichtig genug.

Ich war am Rand des Gartens in gelbe und orange Decken gewickelt und klang wie ein kleines kaputtes Akkordeon. Es ist Januar, und ich verlasse das Haus nur noch ein- oder zweimal die Woche. Bevor ich ins Freie kann, sind allerhand Vorbereitungen erforderlich, und ich will Gill die ganze Prozedur nicht zu oft zumuten.

Ich gab Tom Tipps, wie er die Sprungtechnik mit seinem Roller verbessern konnte, und da ich in Zitrusfarben gehüllt war und meine Stimme blechern klang, war die Situation ziemlich lächerlich, als wäre ich eine erfolglose Dragqueen, die auf der Bühne ihr Bestes gibt, während sich die Zuschauer ungeniert unterhalten.

Aber Tom nahm meine Vorschläge ungemein ernst, und ich musste daran denken, dass wir früher oft in Forest Hill schwimmen waren, wie rundlich und deplatziert der wirklich ausgezeichnete Schwimmtrainer dort gewirkt hatte. Es schien keine Rolle zu spielen, dass ich wie Orangen und Zitronen in meinem Rollstuhl eingepackt war oder wie ein quengeliger Kastrat klang, weil es mir gelungen war, eine kleine Information zu vermitteln, die ihn in die Lage versetzte, seinen Roller auf die gewünschte Sprunghöhe zu bringen.

Ich nehme an, die Szene hätte fast in einen Film à la *Rocky* gepasst, in dem der Trainer ein heruntergekommener Sonderling ist, der am Ende doch noch Erfolg hat. Weil so etwas früher gang und gäbe war, jetzt jedoch sehr außergewöhnlich geworden ist. Es ist ein *Moment* des Erfolgs, und die sind mir kostbar.

In Toms ersten Lebensjahren existierten wir Seite an Seite und gestalteten unsere Tage gemeinsam. Morgens betrachteten wir London über unsere Porridge-Schalen hinweg. Im Vordergrund hockten Sittiche in den Ahornbäumen, und die Tauben von irgendwem flatterten und kreisten über die nahe gelegenen Gärten. Und von unserer Küche aus gesehen, erstreckte sich London, als wäre es eine riesige Landkarte, die von unserem Tisch entrollt worden war. Es war still hoch oben in unserem Gebäude, nur manchmal klapperte Geschirr, und ein sehr kleiner Junge stieß helle Töne aus.

Ich staune bei dem Gedanken, dass ich diese Zeit mit meinem Sohn hatte, dass ich diese Chance hatte – bloß ein Dad und sein kleiner Junge –, und ich glaube, indem ich ihn wahrnahm und ihm zuhörte, entspannte sich etwas in mir, sodass es sich anfühlte wie eine andere Geschichte in meinem Leben, allein schon, weil ich mir meines Interesses bewusst war.

Tom erlebt Tag für Tag Neues. Er verbringt viel Zeit damit, Wissen aufzuhäufen und Informationen zu speichern. So nähert er sich der Welt an – neues Wissen, das auf Wissen aufbaut –, und ich war an seiner Seite, befuhr ein gesellschaftliches Meer, beobachtete Kinder und Spiele und Muster, die im geisterhaften Wasser schillerten. Jeden Tag waren wir Darwin in der Neuen Welt, zückten unsere Notizbücher, traten hinaus in die Parks und auf die Spielplätze – bestimmten und benannten all die seltsamen Gestalten und Formen und Permutationen, die in seinem Leben vorkamen. Wenn der dreijährige Tom im Sandkasten eine rote Schaufel am Ende eines Armes sah, befassten wir uns beide damit, ersannen mögliche Maßnahmen, die dazu führen könnten, dass er derjenige wurde, der in der Situation die rote Schaufel hielt. Oder wenn ein anderes Kind ein grünes Auto von dem ihm zugewiesenen Platz in Toms Spiel wegnahm, beratschlagten wir die erforderlichen Schritte, wenn das nächste Mal plötzlich und unerwartet etwas Wesentliches aus seinem Leben weggenommen würde.

Aber was jetzt? Was ist mit dem Ende der Dinge? Was ist mit dem Tod, mit unseren Notizbüchern und unserem Staunen?

Tom muss vier gewesen sein, als ein Star durch eine der winzigen Lücken zwischen den Dachsparren auf unseren Dachboden flog. Wir hörten die leisen Aufpralle, als er da oben herumflatterte – Federn verlor, sich verletzte, zarte Knochen brach. Er hatte bereits aufgehört, als ich durch die Luke nach oben kletterte und Tom unten mit beiden Händen die Leiter umklammerte, den Mund weit aufgerissen.

Als ich wieder heruntergestiegen war, hielt ich den Vogel in der hohlen Hand, und nur sein Brustgefieder, das gegen den fleischigen Teil meines Zeigefingers drückte, bewegte sich leicht. Ich zeigte ihn Tom ganz kurz, dann lief ich allein die Treppe hinunter, aber als ich auf die Straße trat, hatte das schwache Pulsieren in der Brust des Vogels bereits aufgehört, und er lag tot in meiner Hand. Ich begrub ihn nicht. Es war Donnerstag, und die Mülltonne war voll, also legte ich seine getüpfelten Federn auf einen schwarzen glänzenden Plastikmüllsack und klappte den Deckel zu.

Als ich wieder hochkam, stand Tom oben an der Treppe, und ich erzählte ihm mit vielen farbigen Ausschmückungen, was passiert war. Dabei ging ich ins Bad, um mir die Hände zu waschen, und Tom folgte mir. Als ich mir die Hände einseifte, sah ich sein Gesicht im Badezimmerspiegel. Er hörte sich aufmerksam meine Schilderung an, wie dieser Vogel jetzt am Himmel mit seinen Freunden herumflog. Ich weiß nicht, was wir als Nächstes taten, aber wir gingen jedenfalls auseinander. Ich glaube, ich schloss die Luke zum Dachboden und schälte ein paar Zwiebeln, und vielleicht trat ich ans Küchenfenster und beobachtete die Sittiche. Und dann, kurze Zeit später, hörte ich ein anderes Geräusch. Ich ging in Toms Zimmer, und da saß er unter dem Fenster, neben der Weltraumrakete aus Pappmaché, die wir eine Woche zuvor gebaut hatten, und schluchzte und schniefte mit hängendem Kopf.

In der Anfangszeit, als ich bloß leicht humpelte, war ich aus Erfahrung klug geworden und erklärte Tom, obwohl er den Hals reckte und zu mir hochsah, dass mein Bein nicht wieder besser werden würde. Und so etwas sagt sich nicht leicht zu einem sanften, bezaubernden Paar blauer Augen. Viel lieber verabreicht man Schmerzmittel und verspricht eine gemeinsame Fahrradtour, wenn die Tage länger werden, oder Badeausflüge zu den zahlreichen Flussstränden in den Bergen Zentralportugals. Das *nicht* zu tun, heißt, an einer Weggabelung eine besonders reizlose Route zu wählen, von der aus man wunderbare Ausblicke auf eine Alternativroute hat, die sachte in weiche fluffige Wolken hinabsteigt oder zu einladenden Teichen mit der Farbe von durchscheinenden grünen Bonbonverpackungen.

Ich frage mich, wie schwer es für einen jungen Verstand ist, zu begreifen, dass ein Körper nicht wieder gesund wird, und ob das für einen älteren Verstand schwerer oder leichter ist. Ich glaube nicht, dass es richtig bei Tom ankam, als ich ihm dann erläuterte, dass mein Bein nicht nur *nicht besser* werden würde, sondern sogar schlechter. Wir existierten im Präsens, und selbst als es so weit war, dass ich zunächst einen Gehstock und später zwei Krücken benutzen musste, blieb ich für Tom haargenau das, was ich war: ein Dad, der im Sommer nicht mit ihm schwimmen gehen konnte, weil er ein krankes Bein hatte.

Ein oder zwei Monate vergingen, und wir waren nach Großbritannien zurückgekehrt. Ich beschloss, Tom den Namen meiner Krankheit zu nennen, und nahm meine neu erworbene Fachkenntnis zum Anlass, ihm die Beziehung zwischen Gehirn und willkürlichen Bewegungen zu erklären. Ich hörte, wie er versuchte, das Wort auszusprechen, und obwohl es als *Motor-neuer-Krankheit* aus seinem Mund kam, klang der Name sehr viel ernster und beängstigender als je zuvor. Und ich wollte dieses Wort einfach zurücknehmen. Es kam mir wie ein gravierender Fehler vor, dass ich ein derartiges Wort einem so kleinen Menschen aufgebürdet hatte, den ich so sehr liebte.

So schwer diese Gespräche mit Tom auch waren, ich kam immerhin in den Genuss der medizinischen Sachkenntnis der Ärzte auf Toms imaginärer Insel und der Ärzte an dem größeren Lehrkrankenhaus auf der benachbarten kleineren Insel. In Toms fünftem Lebensjahr erfuhren Gill und ich viel über diese Inseln, und uns wurde klar, dass Tom und Jimmy ihre Nächte nicht schlafend verbrachten, sondern damit, ihren Pflichten als Bürgermeister und Chefingenieure dieser beiden Inselstaaten nachzukommen. Eine ganze Zeit lang konnte mich Tom auf den neusten Stand bringen, was die hervorragende medizinische Versorgung auf den Inseln und die Fortschritte bei der Behandlung von Hinkebeinen jedweder Art betraf. Parallel dazu entwickelten Ingenieure unermüdlich eine große Auswahl an geländetauglichen und fliegenden Rollstühlen, die Leuten in meiner misslichen Lage einen viel funktionelleren Umgang mit Behinderung ermöglichen würden.

Doch als sich im Laufe der Zeit deutlich herausstellte, dass es mehr war als bloß ein Problem mit dem Bein, als ich immer weniger tat und mich immer weniger bewegte, gewann ich den Eindruck, dass der innovative Eifer auf den Inseln nachgelassen hatte – oder dass ich dermaßen krank war, dass selbst die hochqualifizierten Insel-Ingenieure meinen Zustand für hoffnungslos hielten. Man kann nur für einen begrenzten Zeitraum ein Daddy mit einem kranken Bein sein. Das Präsens kann nicht länger als rund sechs Monate andauern, denn danach erkannte ich, dass ich in einer abgesonderten Zeitform existierte, in der Menschen oder Ideen verkümmern, bis sie vergessen werden oder gänzlich verschwinden.

Man denkt leicht, dass Kinder nichts vom Tod wissen, obwohl sie ständig an Spinnennetzen vorbeikommen und kleine Wesen verenden sehen. Dinge enden unablässig, und doch meinen Menschen wie ich, sie müssten ihren Kindern vormachen, dass der kleine Vogel nicht stirbt, obwohl alle es besser wissen. So viele Kinder sehen den Tod tagtäglich um sich herum, aber ich könnte mir vorstellen, dass sie in der Lage sind, sehr viel effektiver als die meisten Erwachsenen damit umzugehen, sodass sie mit dem Wissen um den Tod leben können und gleichzeitig über einen Furz lachen oder zum Spaß einen ausrangierten Autoreifen einen Abhang hinunterrollen.

Es war vor etwa zwei Monaten hier in unserem winzigen Cottage, als Tom mich fragte, ob er eines Tages sterben würde. Er hatte in seinem Bett geweint und kam dann zu mir, kletterte auf die Decke, die über meinen Beinen lag. Für diesen Moment bin ich dem Star damals dankbar – und bedauere, dass ich ihn in einen Mülleimer gelegt habe –, weil ich erkennen konnte, dass mein kleiner Sohn einfach nur wissen wollte, ob ich fähig war, ehrlich zu ihm zu sein.

»Was glaubst du denn?«, fragte ich.

»Ich glaub schon«, lautete seine Antwort.

»Ja, das stimmt«, sagte ich. »Wir alle sterben. Das gehört zum Leben dazu.«

Dann zog ich die Decke um ihn herum, und er schluchzte leise in seinem warmen Kokon. Und ich dachte an die vielen Kinder auf der Welt, deren Leben um ein Vielfaches härter ist als unseres, die nicht vor dieser Wahrheit geschützt werden können. Und dass der Gedanke an den Tod jetzt zu Toms Leben dazugehört. Dieser Junge, den ich in meinen Armen spüren konnte, der im tiefsten Innern wusste, dass sein Vater sterben wird. Die mikroskopisch kleine Idee, deren zellulares Leben sich ausdehnt und langsam zu etwas heranwächst, das gedanklich für ihn sichtbar wird, und zwar genau zu dem Zeitpunkt, an dem er es braucht.

Es war dunkel. Draußen regnete es, und in dem Moment knarrten die alten Stallbalken über uns. Wir waren allein mit uns und diesen leisen Geräuschen, dann schlug es um, und wir kicherten und gingen schlafen.

Wie wird mein Sohn das Ende meines Lebens wahrnehmen? In den langen Phasen zwischen solchen intensiven Begegnungen mit ihm habe ich dunkle Vorstellungen davon, dass ich mich auflöse, wie Zuckerkristalle in Tee. Oder dass meine Abwesenheit so wahrgenommen wird wie die Abwesenheit eines heiß geliebten alten Gokarts aus Pappkarton – in guter Erinnerung, aber einfach nicht mehr da. Ich fürchte den eigentlichen Moment, wenn für Tom klar ist, dass ich sterbe, und dass es vielleicht leichter ist, sich aufzulösen oder an einem Freitagmorgen in einem Müllwagen zu verschwinden. Denn eines Tages wird er es wirklich wissen und wirklich aussprechen, und dann wird die Trauer ihre trägen Arme und Beine ausstrecken und sich breitmachen.

Ich hatte Schwierigkeiten damit, die genaue Anzahl an Geburtstagskarten zu kalkulieren, die ich den Jungs hinterlassen werde. In einem Artikel für den *Guardian* sprach ich davon, dreiunddreißig Karten schreiben zu wollen, doch mein erster Entwurf enthielt unterschiedliche Zahlen, sodass ich meine Redakteurin verwirrte, indem ich auch zweiundzwanzig Karten erwähnte, und später behauptete, es sollten achtundzwanzig werden. Eigentlich war es leicht gewesen, den Artikel zu schreiben, nur die Mathematik darin war wie so ein klebriger Streifen, den die Leute aufhängen, um Fliegen zu fangen, und an dem dann stattdessen winzige, frei schwebende Ängste haften bleiben.

Das Hauptproblem war, die ersten ihrer Geburtstage zu bestimmen, an denen ich entweder tot wäre oder nicht mehr dazu in der Lage, meinen Söhnen Geburtstagskarten zu überreichen. Diese Kalkulation ist überaus wichtig und meilenweit entfernt von den Rechenaufgaben mit Äpfeln und Zehn-Pence-Münzen, anhand derer ich in der Grundschule Rechnen lernte. Vielleicht lernen wir ja gerade deshalb Mathematik, damit wir am Ende bequem mit beiden Händen zusammenzählen können, wie lange uns noch bleibt.

Der Artikel bot die Möglichkeit, Kommentare zu schreiben, und ich erinnere mich, dass sich ein Thread entwickelte, in dem Leser Überlegungen anstellten, wie ich auf die Zahl dreiunddreißig gekommen war. Mit einem derartigen Interesse hätte ich nicht gerechnet, aber es geht um die Vorstellung von der Zukunft oder um deren Vorwegnahme, und vielleicht ist das allein ja schon interessant oder beunruhigend. Tatsächlich habe ich die ersten Karten für Jimmys vierten und Toms achten Geburtstag geschrieben, und angesichts dessen, wie mein Körper seitdem atrophiert ist, würde ich behaupten, dass ich damit genau richtiglag und ich mich mal wieder als der weltweit führende Sachverständige und Experte auf dem Gebiet meines eigenen Verfalls erwiesen habe. Meine Berater sind bloß die Leute, die mit Klemmbrettern in den Händen danebenstehen.

Ein Freund von mir verlor in jungen Jahren seinen Vater, und er erzählte mir, dass die Geburtstage immer am schlimmsten waren. Aber es verging recht viel Zeit, und ich konnte mich nicht entscheiden, welche Kartonstärke ich nehmen sollte. Erst als ich merkte, dass sich die Sehnen in meiner rechten Hand verkürzten, kam ich endlich in die Gänge, und als ich dann anfing, die Kartonbögen zurechtzuschneiden und meine Stifte und Farben auf dem Tisch anzuordnen, hätte ich eine einsame, friedliche Gestalt sein können, die irgendwo im Pazifik auf einem Felsen in einer nur bei Ebbe zugänglichen Höhle sitzt, vielleicht hundert Meilen von jeder menschlichen Behausung entfernt. Ich hatte beschlossen, Blätter von einem großen Aquarellblock zu verwenden, daher war das Papier rau und strukturiert. Wenn ich es zwischen den Kuppen von Daumen und Zeigefinger hielt, hatte es mehr Präsenz, als ich erwartet hatte. Und die Arbeit an den Karten fühlte sich wie etwas sehr Dauerhaftes an, wie der Übergang einer Person in eine andersgeartete Form von Präsenz.

Ich habe eine Zeit lang mit jungen Menschen in Kinderheimen gearbeitet und dort viele beklagenswerte Bedingungen vorgefunden. Am grausamsten aber schien das Heimleben für die Kinder zu sein, deren Eltern und Geschwister nicht sonderlich weit entfernt in einem normalen Reihenhaus wohnten und schliefen wie andere Menschen auch. Und es gab viele unterschiedliche Gründe für diese erstaunlich häufige Situation, aber immer das gleiche saubere kreisrunde Loch mitten im Herzen eines jungen Menschen. Ich kann mir nicht vorstellen, dass dieses Loch jemals verheilt – es bleibt, wo es ist, und die Luft pfeift hindurch und trägt die Geräusche von fernen Familienessen mit sich. Vermutlich erwähne ich das, weil meine Abwesenheit und mein Schweigen anderer Art sein werden, aber eben doch Abwesenheit und Schweigen. Und genau deshalb wollte ich, dass meine Karten so viel wie möglich über die Liebe vermittelten.

Jimmy mochte die Bunt- und Bleistifte und Pinsel, die ich auf meinem Tisch verteilt hatte. Ich schaute nach unten und sah seine kleinen Finger an der Vorderkante der Schreibtischplatte entlangkrabbeln, also ließ ich einen Buntstift bis zu seiner Hand rollen. Er schnappte ihn sich und verschwand damit den Flur hinunter. Wenige Augenblicke später war er wieder da und gluckste vor Freude über seine Diebesbeute, pikste mir mit dem Stift in den Hintern, um seinen Triumph zu unterstreichen.

Die Zeugnisse solcher unspektakulären Begebenheiten werden von den Wänden verschluckt und verschwinden aus der Erinnerung. Und für einen Jungen, der sich erinnern kann, und für einen Daddy, der nicht bald stirbt, ist das auch ganz in Ordnung. Doch für Jimmy und mich ereignen sich diese harmlosen Momente und verschwinden wie Diamanten, die aus einem gefalteten Blatt rutschen und in einen Abfluss purzeln. Jener Moment, als ich schwach war und mir mein Besteck herunterfiel und Jimmy sich bückte und es für mich aufhob. Oder die Male, wenn er meinte, dass ich vielleicht meinen Hut bräuchte, und ihn mir brachte, oder wie er manchmal versuchte, mir die Hose wieder hochzuziehen, wenn ich auf der Toilette gewesen war. Das ist das Jetzt, bevor es sich durch die Wände verflüchtigt. Es gibt kein Danach, kein Fundament. Es dauert nicht an oder rollt vorwärts wie der Rumpf eines Schneemanns, der immer kompakter und runder wird. Nachdem ich in den Hintern gepikst worden war, begriff ich, dass ich diese Momente aufzeichnen sollte, damit sie nicht alle verschwanden, dass ich diesen Moment mit dem Buntstift und andere Momente für Jimmys Geburtstagskarten aufzeichnen sollte. Außerdem gefällt mir der Gedanke, dass ich aus ebendiesem Grund ins Hinterteil gepikst wurde – dass mein kleiner Sohn über die Tischkante spähte und mir sagte, ich sollte mit dem albernen Daddy-Gekritzel und dem ganzen Liebes-Blabla aufhören und lieber Beweise liefern.

Wenn ich Jimmy wäre, würde ich nämlich gern wissen wollen, was es war. Was genau in dieser kurzen Zeit passiert ist. War es real? Wer war dieser Mann? Wer war ich?

Als die Jungs in die späten Teenagerjahre kamen, malte ich weniger. Inzwischen konnte ich keinen Stift oder Pinsel mehr halten, deshalb wurden die Karten getippt und nahmen eher den Charakter von Briefen an. Von meinem Schreibtisch aus hatte ich Blick auf die hübsche Steinmauer auf der anderen Straßenseite, einen Telegrafenmast und die mit Raureif gepuderten Spitzen der akkurat geschnittenen Hecken in dem großen ummauerten Nachbargarten. Ich schrieb an einen breitschultrigen Jimmy mit einer weich geschwungenen Kieferpartie. Tom war größer und schlaksiger und trug einen flauschigen weizenblonden Ziegenbart, der sich an seiner Kinnspitze ausbreitete. Ich hatte diese älteren

Jungen schon früher kurz erblickt, wenn ich aus meiner Unterwasserwelt nach oben schaute und sah, wie sie sich hoch über dem Grund im Tageslicht bewegten. Und jetzt war ich ihnen wieder in der Zeit voraus, spazierte herum und berührte die zukünftigen kleinen Kostbarkeiten ihrer Gedanken, angekommen in dieser stillen, unfertigen Zukunft – gleichsam ein Wochenmarkt in den Stunden vor Verkaufsbeginn. Ich hatte diese Zeit für mich selbst kreiert, um zu sehen, was sein könnte, und um mir die Angst zu nehmen. Ich schlenderte umher, gab mich meinen Fantasien hin, heftete kleine Briefchen an Laternenpfähle, damit meine älteren Söhne sie in späteren Jahren fanden. Und jede einzelne Karte, die ich schrieb und bekritzelte und bemalte, war bloß eine andersfarbige Botschaft an sie, die da lautete, dass ich immer da sein würde, dass ich alles Erdenkliche versucht hatte und dass es mir leidtat.

Väter

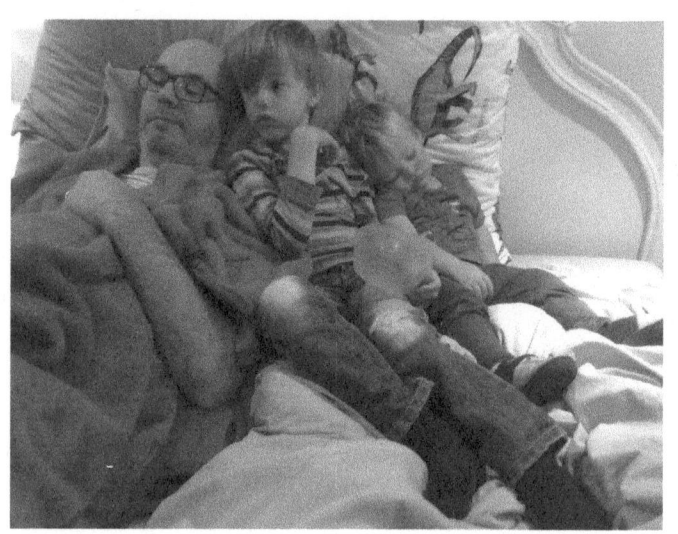

Als mein Vater ins Seniorenalter kam, war seine Le-
bensweise ruhiger geworden, und ihn mit meiner sehr
jungen Familie zu besuchen, schien weniger riskant als
früher zu sein. In diesem geruhsameren Lebensab-
schnitt behauptete er, der recht labilen Weggefährtin-
nen seiner früheren Jahre überdrüssig geworden zu
sein. Sein sexuelles Interesse hatte sich verändert, und
das war ein Thema, über das er sich vehement auslassen
konnte, ohne anscheinend die Möglichkeit in Betracht
zu ziehen, dass Gill nichts davon hören wollte oder
dass ein kleiner Knirps in dem Moment zu ihm hoch-
starrte.

Die Wände seines Hauses waren mit großen gerahm-
ten Schwarz-Weiß-Drucken von alten Schiffen ge-
schmückt, und dazwischen hingen kleinere Drucke mit
viktorianischen Softporno-Motiven – Frauen in Unter-
röcken, mit knapp entblößten Gesäßbacken oder Brüs-
ten. Wenn er oben in seinem bequemen Lieblingssessel
saß oder mit einer umgebundenen Schürze den Ab-
wasch machte, fand er immer eine Gelegenheit, einen
mittelmäßig bekannten Reggae-Song aus den 1970ern
aufzulegen, in dem ein Mann bekennt, dass er wild auf
Frauen mit einem überdurchschnittlich großen Hintern ist. Nach wenigen Augenblicken sang mein Vater

laut mit, schwenkte die Arme und ließ sich besonders von den Zeilen mitreißen, in denen der Sänger dem Objekt seiner Begierde beruhigend mitteilte, dass ihn die Größe ihres Hinterteils keineswegs einschüchtere. Wie viele Senioren lebte mein Vater allein, und ich vermute, es war ganz normal, dass er seinen Erinnerungen frönte oder bei seinen Lieblingssongs laut mitsingen wollte. Gegen Ende seines Lebens war er ziemlich einsam und wurde nur von ein oder zwei fürsorglichen Frauen besucht: von seiner Fußpflegerin und der als »knuddelig« beschriebenen Frau aus dem Bekleidungsladen des Dorfes.

Manchmal machte er es sich in seinem Sessel gemütlich und begnügte sich damit, uns an seinen jüngsten Beobachtungen zu den verschiedenen wohlbeleibten Frauen teilhaben zu lassen, die er beim Arzt oder beim Friseur gesehen hatte. Gelegentlich ging er mit einer Frau aus, die seinen Größenanforderungen entsprach, doch hauptsächlich genoss er es einfach, in Geschäften mit ihnen zu plaudern oder, im besten Fall, eine im Sattel eines Pferdes zu sehen, die er dann mehrmals langsam und genüsslich auf der Landstraße überholen konnte.

Gelegentlich glänzten seine Augen, und er schwärmte nostalgisch von den »wilden Weibern« seiner »bösen alten Tage«. Er dachte rührselig an die Jahre zurück, die er offenbar für die Glanzzeit seines Liebeslebens hielt, und erinnerte sich gern an Geschichten und Frauen aus jener Zeit. Aber wenn er das tat, nahm er einen Tonfall an, wie man ihn von einem greisen Witwer erwarten

würde, wenn er von seinem herzergreifenden Liebes-
werben um eine Frau namens Gladys in den 1940er-
Jahren erzählt.

Falls Sie es nicht wissen: Der Spirograph ist ein Spielzeug, das aus einem Stift und einem Satz Plastikschei-
ben besteht. Damit kann man hübsche Muster aus
Hunderten oder gar Tausenden bunten konzentrischen
Kreisen zu Papier bringen. Ich habe dieses Spielzeug
nie besessen oder benutzt und erwähne es nur, weil
Gill, würde man die Bewegungen meines Vaters während unserer Wochenendbesuche nachverfolgen, stets
das geometrische Zentrum seiner Laufwege wäre – der
Punkt, den er wiederholt umkreiste, um sich ihm erst
spiralförmig anzunähern und dann wieder auf eine ent-
ferntere Umlaufbahn zu gehen. Hätte er einen Buntstift
an den Füßen gehabt, hätte das spektakuläre Muster ergeben.

Häufig tauchte er vor ihr auf und bot ihr irgendein
Andenken aus seinem Leben an, bei anderen Gelegenheiten kam er mit leeren Händen und gab stattdessen
eine Anekdote zum Besten: irgendeine Erinnerung
oder etwas, das er bei seinen zahlreichen Interaktionen
mit Dienstleistern und beleibten Verkäuferinnen erlebt
hatte. Gelegentlich stellte er Gill eine Frage zu ihrem
Leben, als würde er von Karteikarten ablesen, mit deren Hilfe jemand versucht, sich in die feine Gesellschaft
zu integrieren. Ich glaube, er war von sich selbst ent-
zückt, wenn er sich höflich nach den normalen Einzelheiten im Leben eines anderen Menschen erkundigte.

Leider hatte er nur selten Zeit, den Spirographen lange genug ruhen zu lassen, um sich die eigentliche Antwort auf seine Frage wirklich anzuhören. Es schien, als wäre dieser Teil des Dialogs für ihn immer der uninteressanteste, als versuche er angestrengt, den Eindruck sorgloser Nonchalance zu vermitteln und so zu wirken, als hätte er an dem Tag bereits allerhand zu erledigen. In dieser Phase ihres Lebens hatte Gill die Mäntel anderer Leute noch nicht zurückgegeben, und angesichts meines leicht verlegenen und wortkargen Verhaltens in seinem Haus hatte sie wahrscheinlich das Gefühl, dass ihr nichts anderes übrigblieb, als sich vorübergehend etliche Parkas und Regenmäntel umhängen zu lassen. Jedes Mal, wenn er sie ansprach, reagierte sie freundlich, hörte ihm aufmerksam zu und stellte stets die erforderliche Anzahl von Anschlussfragen. Es war ein simples Schema, und wenn man dessen Ablauf beobachtete, sah es ein bisschen so aus, als würde eine Frau für ihren Hund Stöckchen werfen, während sie gleichzeitig versucht, ein Buch zu lesen. Das Muster setzte sich fort, und nach ein paar Jahren war er von Gill so hingerissen, dass er sie zu der Tochter erklärte, die er sich immer gewünscht hatte, und sie ausdrücklich bat, ihn als Vater zu sehen und auch anzusprechen.

Falls das in meiner Darstellung irgendwie verhaltensgestört erscheint, so ist das wirklich nicht meine Absicht. Wahrscheinlich gibt es niemanden, dessen Bewegungen um seine Hauptinteressen kein hübsches Spirographen-Muster ergeben würden, das noch dazu im Alter gleichförmiger und konzentrischer werden

würde. Ich war während dieser Besuche nicht sonderlich gesellig, Gill dagegen reagierte charmant auf einen
Mann, der allein lebte und kaum Kontakt zu anderen
Leuten hatte. Sie wusste wenig über den Menschen, der
er früher gewesen war, und ich kam nie auf die Idee,
darüber zu reden. Ich glaube, es gefiel ihm, dass Gill
und ich *normale* Leute mit einem *normalen* Leben waren, und ich bin froh, dass er sich dafür sozusagen
selbst auf die Schulter klopfte. Als wir unsere Wohnung
kauften, half er uns bei der Anzahlung, und als wir
heirateten, erschien er zur Hochzeit in einem guten
Anzug.

Die ersten Probleme deuteten sich an, als Tom zur
Welt kam. Nicht, dass er etwas dagegen gehabt hätte,
ein Enkelkind zu haben, und nach unserem Besuch ver-
langte er, dass wir ihm fotografische Beweise für seinen Umgang mit Tom zukommen ließen. Von Zeit zu
Zeit erinnerte er sich sogar an Einzelheiten über Tom –
seine typischen Eigenschaften und Interessen. Und er
eröffnete immerhin ein Bankkonto für seinen Enkel.
Aber das Problem mit Tom war, dass man sich nicht
darauf verlassen konnte, dass er dem Spirographen aus
dem Weg ging, wenn der seine Kreise zog. Es konnte
passieren, dass der Spirograph zum Mittelpunkt zurückkehrte und feststellen musste, dass da gerade ein
Puzzle gelegt oder eine Windel gewechselt wurde.
Oder es konnte passieren, dass Gill oder ich im Garten Kinderbücher vorlasen oder mit Tom zum Spielplatz gegangen waren. Das waren heikle Augenblicke,
und ich erinnere mich an seine dramatisch übertriebene

Nachsicht angesichts solch schwerer Enttäuschungen: Da wir uns nur ein Wochenende im Jahr sahen, könne er doch wohl mit Fug und Recht erwarten, dass dieses Wochenende ihm allein gehöre, wo sein Enkelsohn ja die einundfünfzig anderen habe.

Gelegentlich zwang er sich neben Tom ins Auto, und wenn der geplante Ausflug an Ziele führte, die ihn interessierten – beispielsweise eine Dampfeisenbahn oder ein Dorffest –, lief alles reibungslos. Aber schon allein die Vorstellung, es könnte irgendwo anders hingehen, schien ihm echten körperlichen Schmerz zu bereiten. Dann verzog er das Gesicht oder riss sich heftig an den Ohren oder drehte sich so, dass er im 45-Grad-Winkel zu uns saß, und gab unangenehme, lange kehlige Laute von sich. Er lehnte derlei Vorschläge nicht einfach nur ab, was verständlich gewesen wäre, sondern etwas anderes überkam ihn, das wie der Versuch wirkte, die Aufmerksamkeit von seinem Enkelkind weg und wieder auf die sattsam bekannte Welt seiner eigenen Bedürfnisse zu lenken. Wenn wir im Auto waren und uns auf ein Ausflugsziel oder einen Parkplatz einigen wollten, fiel ihm das mitunter unglaublich schwer, und genauso schwer tat er sich damit, sich einen halbwegs schlüssigen Einwand gegen unsere Pläne einfallen zu lassen. Er beugte sich dann einfach näher zur Windschutzscheibe, das Gesicht eine verzerrte Grimasse, während er die Lehne oder das Lenkrad umklammerte, mit einem gekrümmten Finger nach vorne zeigte und uns drängte, irgendwohin weiterzufahren, egal wohin.

Ich weiß nicht, ob es Pech ist oder ob es in der Familie liegt, aber ich kenne nicht einen einzigen alten Mann, der kein Tyrann mit verrutschter Krone in einem Ohrensessel ist. Es bekümmert mich ein wenig, dass ich keine alten Männer kenne, die anders sind. Denn es gibt sie. Zumindest einige. Aber es ist anscheinend schwer, in diesem Land alt zu sein. Wenn Leute Klischees über die *Krise der Männlichkeit* vom Stapel lassen, ist nie von alten Männern die Rede. Das wirft für mich die Frage auf, ob vielleicht mehr Infrastruktur vonnöten wäre oder ob in gutbürgerlichen Wohnvierteln mehr Kinderspielplätze freigegeben und in etwas umgewandelt werden sollten, das die Lebensleistungen dieser entrechteten Bevölkerungsgruppe vorbehaltlos feiern und würdigen würde.

Ich kenne nämlich viele Männer, die an diesem Punkt ihres Lebens frustriert sind und sich nicht richtig wertgeschätzt fühlen – die sich fragen, warum die ganz Jungen einen Großteil der Aufmerksamkeit für sich in Anspruch nehmen. Ich sehe, wie sie diese backsteinschweren Gefühle demonstrativ auf den Schultern herumschleppen. Und ich denke nicht, dass sie das zwangsläufig zu schlechten Menschen macht, nur dass sie mühsam diesen späten Punkt in ihrem Leben erreicht haben, um dann festzustellen, dass sich eine gewaltige Lücke vor ihnen auftut, wie eine Schlucht, zwischen dem, was sie einst erwarteten, und dem, was am Ende geliefert wurde.

Häufig führen sie – die sehr Großen und die sehr Kleinen – stapfend und stampfend in Gärten oder

Wohnzimmern eine Art Reviertanz auf, streiten darüber, wer dieses oder jenes Spielzeug zuerst hatte. Nur ein Beispiel: Als meine Mum in den Ruhestand ging, heiratete sie zum ersten Mal, und wir verbrachten den Sommer bei ihr und ihrem Mann. Wie bei meinem Vater ist es keineswegs so, dass dieser Mann nicht gern Zeit mit Tom und Jimmy verbringt oder dass er sie nicht mag – denn das tut er offensichtlich –, aber diese Zuneigung ist schwieriger zu bewahren, wenn Kinder sich nach ihren eigenen Zeitvorstellungen ihre eigenen speziellen Spiele aussuchen. Das zeigte sich, als der achtzehn Monate alte Jimmy einen Schuhlöffel, mit dem er gespielt hatte, nicht wieder zurückgab. Es war kein Diebstahl, den wir gleich bemerkten, und die Sache kam erst ans Licht, als etliche Spielsachen von Tom und Jimmy ebenfalls verschwanden. Einige Nachforschungen waren erforderlich, um das Rätsel aufzuklären, aber dann wurden die fehlenden Spielsachen eine nach der anderen in verschiedenen unerklärlichen Verstecken wiedergefunden.

Mein aktueller Stiefvater ist ein durch und durch ordentlicher Mensch, und sein Bedürfnis, immer alles an seinem festen Platz zu wissen, war die knapp vorgebrachte Erklärung dafür, dass er Toms und Jimmys Spielzeug versteckt hatte. Ich fand seine Reaktion nicht sonderlich angemessen, spürte aber doch ein gewisses Mitgefühl für diesen betagten Mann, der mit den Auswirkungen seiner eigenen belastenden Krankheit zu kämpfen hatte und nun auch noch die Unordnung verkraften musste, die Kinder nun mal hinterlassen. Ich hoffte, dass wir eine Lösung finden würden, aber in dem Moment, als das Geheimnis der verschwundenen Spielsachen gelüftet wurde, erwies es sich als schwierig, Blickkontakt herzustellen. Stattdessen beugte sich der zuerst Geschädigte ein paar Meter von uns entfernt über den Küchentisch und bearbeitete eine Fläche von etwa zehn Quadratzentimetern ausgiebig mit einem Putzlappen. Die Stelle schien ihn zu beunruhigen, widersetzte sich aber offenbar seinen Bemühungen, und er starrte wütend darauf. Es war das typische unangenehme Schweigen, wenn eine der Hauptpersonen eines Gesprächs vorübergehend abgelenkt wird. Doch was dann kam, verblüffte uns, denn als er endlich aufsah, wirkte er genauso beunruhigt wie zuvor, und der wütende Blick schien sich jetzt gegen uns zu richten. Ich glaube, sein rechter Fuß hob sich ganz leicht, während sich seine Fingerknöchel in die Tischplatte pressten. Als die abwärtsgerichtete Kraft freigegeben wurde, wurden seine Knöchel weiß, und sein Fuß landete mit einer Art Stampfen auf dem Boden. Er wirkte sehr emotional und wollte klarstellen, dass Jimmy *angefangen* hatte und dass der Provokateur in dieser Situation den fehlenden Schuhlöffel noch immer nicht zurückgegeben hatte. Ich vermute, wir hätten die beiden Geschädigten zusammenbringen sollen, um die Sache auszudiskutieren, aber es war sieben Uhr abends, und Jimmy hatte sich bereits mit einem Fläschchen in sein Kinderbett zurückgezogen.

Jimmy war erst ein paar Monate alt, als wir meinen Vater das letzte Mal besuchten, und wir steckten gerade mitten in der typisch schwierigen Phase für Eltern mit einem zweiten Kind. Auch mein Vater hatte Probleme damit – aber aus anderen Gründen. Unser Leben kreiste nun um die zwei kleinen Kinder, und der Spirograph hatte Mühe, die klaren durchgängigen Linien zu ziehen, die für ein gleichmäßiges Muster unerlässlich waren. Wenn er versuchte, eine seiner Anekdoten zum Besten zu geben, wie er das früher getan hatte, verhinderte unweigerlich ein schreiendes Baby oder die Bitte um eine Banane, dass er zu Ende erzählen konnte. Und ich glaube, es bekümmerte ihn, dass diverse Erinnerungsstücke in dem Chaos aus Legosteinen und schmutzigen Windeln landeten. Ich sah ihm an, dass es ihn zunehmend frustrierte, wie sehr seine Enkelkinder Gill in Beschlag nahmen. In den Wochen vor unserem Besuch war Jimmy nachts oft lange wach gewesen. Gill und ich litten unter Schlafmangel und wussten, dass wir keine tollen Gäste waren. Wir versuchten, ihm das zu erklären, und die Lücken am Ende von Gills Entschuldigungen schienen wie geschaffen für ein paar tröstende Worte, wurden aber stattdessen mit den zähen Resten zuvor unterbrochener Anekdoten gefüllt.

Die aufgesetzte Nonchalance verschwand als Erstes, und er wurde etwas strategischer und wachsamer. Innerhalb der ersten vierundzwanzig Stunden gab er die laufenden Spirograph-Bewegungen auf und unternahm eine Reihe von gescheiterten überfallartigen Kontaktversuchen. Er wurde immer mehr zu einer Randfigur, und ich konnte hören, wie die Spülmaschine überaus geräuschvoll ausgeräumt wurde. Wenn der Staubsauger plötzlich mitten durch ein kleines Familienidyll pflügte, lag irgendwie auf der Hand, dass damit eine bestimmte Botschaft vermittelt werden sollte.

Einen Tag vor unserer geplanten Abreise befand mein Vater, dass ein großer Tisch woandershin gestellt werden müsse. Bis dahin hatte er nie das Verrücken irgendwelcher Möbel eingefordert. Die Inspiration schien aus dem Nichts zu kommen und ging mit einer gewissen Dringlichkeit einher. Ich merkte, dass viel auf dem Spiel stand, aber Gill war vor Übermüdung eingeschlafen und ich passte auf die beiden Jungs auf. Ich glaube nicht, dass er diese Begleitumstände berücksichtigt hatte, denn er hatte bereits beide Hände an einem Ende des Tisches, als ich ihm antwortete.

»Müssen wir das jetzt machen? Gill ist doch gerade …?«

Ich trug Jimmy in beiden Armbeugen, wie eine Ladung Feuerholz, drehte mich um und deutete mit seinem Kopf in Richtung unseres Schlafzimmers. Ich weiß nicht, ob er Schmerzen hatte, weil er gerade zahnte, aber während dieser unangenehmen Phase wollte er ständig getragen werden, und zwar exakt in horizontaler Position, als ob er die Luftblase in einer Wasserwaage wäre und es überhaupt nicht um Zahnen oder Koliken ginge, sondern darum, ein neues Regal aufzubauen.

»Muss das wirklich unbedingt jetzt sein?«

Was hat es mit alten Männern und Tischen auf sich? Mittlerweile hörte er gar nicht mehr zu, sondern umkreiste den Tisch in gebückter Haltung.

»Ich kann Jimmy jetzt nicht sofort hinlegen. Lass uns das später machen.«

Ich glaube, er widersprach mir nicht, aber ich muss gestehen, dass ich abgelenkt war, weil Tom Probleme beim Zusammenbau seines Lego-Hubschraubers hatte und seiner Frustration Luft machte. Tom und ich gingen die Anleitung kurz durch, dann drehte ich mich zu Dad um und setzte mir Jimmy auf die Hüfte.

»Also gut, von mir aus …«

Ich machte Anstalten, den Tisch mit meiner freien Hand zu packen, aber ich glaube, das Angebot war meinem Vater zu halbherzig, denn er drehte sich abrupt um hundertachtzig Grad von mir weg. Er hob ein Bein wie im Stechschritt, reckte Kinn und Finger wütend zu den Göttern nach oben, als würde er die Schlaginstrumente seiner eigenen privaten Wagner-Tischverschiebe-Oper dirigieren, und verschwand in die Küche.

Etwas Zeit verging. Erleichtert nahm ich an, dass die Tischaktion wohl auf später verschoben worden war. Als mein Vater sich wieder im Wohnzimmer zu mir gesetzt hatte, ein Stück vom Tisch entfernt, gab ich Jimmy die Flasche und beobachtete Tom mit seinen Legosteinen. Einen Moment lang herrschte Frieden, während Gill noch immer schlief. Ich schaute in die Runde. Der Blick meines Vaters schien einen unbestimmbaren Punkt zu fixieren, doch ansonsten boten wir fast den

Anblick einer Bilderbuchszene von einem Wochenende bei den Großeltern.

Deshalb war die kinetische Energie des nächsten Moments ein Schock. Mein Vater schwenkte wild einen Arm durch die Luft, knurrte so etwas wie »Himmelherrgott noch mal« – und dann sprang mein recht fitter 83-jähriger Vater im Winkel von fünfundvierzig Grad aus seiner sitzenden Position hoch. Sein rostroter Pullover hob sich kaum von den Polstern seines Lieblingssessels ab, und so ähnelte er für einen kurzen Augenblick den extrem gut getarnten Fangschrecken, die optisch mit ihrer Umgebung verschmelzen, tagelang reglos bleiben können und sich dann plötzlich und jäh bewegen.

Der geschmeidige alte Mann stürzte zu dem Tisch hinüber, packte eine Seite des Monstrums und versuchte vergeblich, es in Richtung des gewünschten Standorts zu manövrieren.

Ich schaute zu und äußerte die Ansicht, dass er sich kindisch verhalte, aber ich glaube, die Worte tröpfelten nur heraus und reichten nicht weiter als bis zu meinen Fußspitzen. Er war offensichtlich schwach und alt, aber da ich als kleiner Junge vor diesem Mann Angst gehabt hatte, konnte es noch immer sehr leicht passieren, dass ich von diesen alten Gefühlen überwältigt wurde.

Und ich glaube, er hatte meine Bemerkung gar nicht wahrgenommen. Er war verschwitzt und wütend und regte sich noch mehr auf, als ein Tischbein an einer Teppichkante hängen blieb.

»Ich will nur … Ich …«

Er war inzwischen außer Atem und strengte sich mächtig an, als versuche er eigenhändig, ein großes, widerspenstiges Säugetier in ein Gehege zu bugsieren.

In dem Moment kam Gill herein. Mein Vater nahm prompt eine aufrechte Haltung an und zeigte mit einer ausladenden Armbewegung auf mich.

»Er will mir nicht helfen! Er will mir nicht helfen, den Tisch umzustellen!«

Gill sah den Tisch an; sie sah zu mir herüber.

»Aber er füttert doch gerade Jimmy!«

Wenn ich an diesen Augenblick zurückdenke, ist das spontane Schrumpfen seines Körpers kaum zu beschreiben. Sein Arm blieb in Position, zeigte direkt auf mich, und kleine dünne Pfützen glitten über seine Augäpfel. Er blieb vollkommen reglos stehen, wie ein Schauspieler, der gerade auf der Bühne von einem Schuss getroffen wurde. Gills schlichte und unbestreitbare Feststellung muss sich für ihn in etwa so angefühlt haben wie eine Pistolenkugel. Und ich glaube, genau in dem Moment zischte all die bedingungslose Liebe, die er für seine Schwiegertochter empfand, wie glühende Kohle, die in einen Eimer Wasser fällt. Sie hatte ihn in dem Zimmer beobachtet, und er muss verunsichert gewesen sein, muss förmlich nach unten geschaut haben, um sich zu vergewissern, dass er überhaupt irgendwas anhatte.

»Ich … Tut mir leid … Ich … Ich brauch ein …«

Und damit verschwand er. In sein Arbeitszimmer oder sein Schlafzimmer oder sonst wohin.

Gut eine Stunde später kam er zurück, und seiner Reaktion nach zu urteilen, hatte er seine Gedanken über unsere Interaktion mit viel Scharfsinn klar und benutzerfreundlich konfiguriert. Er war wiederaufgetaucht, um eines deutlich zu machen: Falls wir ein einigermaßen gutes Verhältnis zueinander haben sollten, müsste ich ab sofort einsehen, dass er Nachsicht brauche. Er war auf den Trichter gekommen, dass ich wohl nicht verstanden hatte, worum es ging. Und er wollte die Sache vereinfachen und ein für alle Mal klarstellen, dass sich an diesem seinem Bedürfnis nie etwas ändern würde.

Nachdem er die längste Zeit seines Lebens sehr ungesund gelebt hatte, ernährte er sich seit rund zehn Jahren vegetarisch und war trotz seines Alters recht fit und agil. Ich erwähne das, weil er ziemlich mitgenommen aussah, als er aus seiner vorübergehenden Isolation auftauchte. Er schlurfte, seine Schultern hingen nach vorne, seine Füße hatten Mühe, mit dem schleppenden Tempo seines Oberkörpers Schritt zu halten. Der Stress der vorausgegangenen Ereignisse hatte seinen physiologischen Verfall beschleunigt.

»Du musst Nachsicht mit mir haben.«

Dieser Satz wurde wiederholt. Dieser schlichte Satz. Er war so schlicht, dass er eine vollkommen durchdachte Idee dahinter vermuten ließ. Bruno Bettelheim, der große Wiener Psychologe und Denker, schrieb einmal über diese Momente im Leben, in denen ein Mensch etwas so vollständig begreift, dass sich die Worte, die für die Kommunikation dieses Wissens erforderlich sind, mit ungewöhnlicher Klarheit und Präzision bilden. Ich denke, im Falle meines Vaters traf das

Gegenteil zu. Er rang mit einem derart schwammigen Konzept, dass er nur zu einer schlichten Ausdrucksweise fähig war.

»Ich werde mich nicht ändern. Du musst Nachsicht mit mir haben.«

Eins der Probleme, die sich ergeben, wenn man als kleines Kind vor einer Person Angst hatte, besteht darin, dass jede Situation, in der jemand ein zorniges Verhalten an den Tag legt, diese ursprüngliche Angst auslöst. Und bei mir hatte das zur Folge, dass mein eigener Zorn immer unzugänglich war, selbst in Momenten, wenn er eine ganz natürliche und angemessene Reaktion gewesen wäre. Aufgrund dessen galt ich lange Zeit als jemand, der auch unter Druck ruhig und nervenstark bleibt, dabei habe ich mich bloß angepasst und meine Angst sorgfältig als Gelassenheit getarnt.

Anstatt prompt und entschlossen gegen das Verhalten meines Vaters Stellung zu beziehen, benutzte ich daher die falsche Sorte Feuerlöscher. Ich hielt ihm das entgegen, was sich meiner Meinung nach von selbst verstand: dass Gill und ich zwei kleine Kinder hatten, dass Gill fast die ganze Nacht nicht geschlafen hatte und wir als Eltern voll ausgelastet waren. Leider fruchtete das nicht – als hätte ich fälschlicherweise den Schaum-Feuerlöscher eingesetzt statt den mit Pulver oder Wasser, und alles Brennbare flammte noch mehr auf.

Es gibt diese Augenblicke auf dem Fußballplatz, wenn ein Spieler ausrastet. Vielleicht fühlt er sich vom Schiedsrichter ungerecht behandelt, weil der ihm die

Rote Karte gezeigt hat, oder er hält einen Elfmeter für die andere Mannschaft für ungerecht, oder ein Gegner hat ihn gefoult und kommt ungestraft davon. Der ölige Cocktail, der sich mit seinen Endorphinen vermischt, wird zu etwas Rauschhaftem und Feurigem, und dieser schäumende, rotgesichtige Spieler schielt flehend nach links und rechts, sucht eine unsichtbare Dunkelheit, in der er das Gefühl hat, dass seine Wut absolut Sinn macht. Er schlägt wild um sich, wehrt die unerwünschte Besonnenheit seiner ruhigeren Teamkameraden ab. Mit Besonnenheit auf Wut zu reagieren ist, wie Wasser auf siedendes Fett zu schütten. Aber warum nicht? Ich reagiere auf viele Situationen mit Besonnenheit. Wenn ich unvernünftig bin, reagiere ich darauf mit Besonnenheit. Wenn ich unvernünftig sein sollte, reagiere ich darauf mit Besonnenheit. Also nahm ich seinen Arm; ich appellierte an seine Vernunft, während er von Zimmer zu Zimmer schlurfte, meine Hand abschüttelte. Er ruderte mit den Armen, als ich mich vor ihn stellen wollte. Schließlich trottete er davon und verbrachte die meiste Zeit unseres restlichen Aufenthalts damit, sich entweder in seinem Schlafzimmer zu verkriechen, einen kalten Waschlappen auf den Augen, oder in der Küche seine Kassette mit Powerballaden auf voller Lautstärke abzuspielen.

Am nächsten Morgen schleppte er sich endlich aus seinem Zimmer, als wir den Wagen anließen, und klagte über Kopfschmerzen. Sehr vernünftig brachten wir unser Mitgefühl zum Ausdruck. Sehr vernünftig luden wir ihn ein, uns zu besuchen (wohl wissend, dass er das nicht tun würde). Wir waren sehr vernünftig, als wir ihm für seine Gastlichkeit dankten. Er hatte das Gartenhaus hergerichtet, damit Tom es während unseres Aufenthalts benutzen konnte, und auch dafür dankten wir ihm, sehr vernünftig.

Und damit hätte es gut sein können. An dieser Stelle hätte die Sache enden können. Normalerweise wäre es so gekommen. Alle unglücklichen Familien funktionieren so: Jemand sagt etwas, das er nicht hätte sagen sollen, schlägt jemanden, den er nicht hätte schlagen sollen, bumst jemanden, den er nicht hätte bumsen sollen. Es wird nicht viel darüber geredet, und dann passiert es wieder, und es wird noch weniger darüber geredet.

Doch in unserem Fall habe ich meinen Vater nicht wiedergesehen. Ich habe mit ihm telefoniert, und eines dieser Gespräche hatte den endgültigen Schlussstrich unter unserer Beziehung zur Folge. Es war das einzige echte, ehrliche Gespräch, das ich je mit ihm führte. Es war der Punkt, an dem er seine Vaterrolle aufgab. Er hat sie nie wirklich gern gespielt.

Ich kenne Fotos von meinem Großvater mütterlicherseits und ich sehe ihm ziemlich ähnlich – das gleiche lange Rückgrat, das gleiche glatzköpfige, ovale Gesicht. Er trennte sich von meiner Großmutter, als meine Mum noch ein kleines Mädchen war, und zog aufs europäische Festland, von wo er in einem Brief Geschenke ankündigte, die unterwegs wären. Doch die Geschenke kamen nie an, und er kam nicht zurück. Sie hörte nie wieder von ihm, und er wurde kaum noch erwähnt.

Im Alter erzählt meine Mum mir gern von ihrem Vater, der ein bekannter Arzt war. Sie redet häufig von seinem Ruf und den berühmten Patienten. Obwohl er nicht praktizierender Jude war, betrachtet sie das Judentum heute als Teil seines und somit auch ihres kulturellen Erbes. Außerdem machte sie Mitglieder seiner neuen Familie ausfindig, die er einige Jahre nach seinem Fortgehen gründete. Und mir fiel auf, dass beim Zusammenfügen ihres Vaterbildes jede einzelne neu gewonnene Information etwas bestätigte, das lange vernachlässigt worden war, als wäre eigentlich nur das Sammeln selbst wichtig und nicht die eventuelle Erkenntnis, was für ein Mensch ihr Vater wirklich war.

Es gab andere in Ehren gehaltene Fragmente von sorgsam wiedergewonnenen Informationen, heiteren Erinnerungen – dass er einen Hund namens Shit gehabt und damit geprahlt hatte, Frauen »zähmen« zu können. Und es gibt die liebevoll gehegten Artefakte aus seinem Leben: das von ihm geschriebene Buch, das »seiner Zeit voraus war«, und seine alte Zigarrenkiste.

Und das Allertraurigste, dass er sie immer als seinen Liebling behandelt hatte.

Mit siebzehn, drei Monate nachdem ich meinen Führerschein gemacht hatte, erfasste ich an Silvester auf einer Landstraße mit meinem Auto einen Motorradfahrer. Es gab keine Straßenbeleuchtung, und das Motorrad fuhr ohne Licht. Das Erste, was ich von der Kollision registrierte, war, wie sich eine intakte, durchsichtige Windschutzscheibe in ein dunkelrotes Mosaik verwandelte. Ich hielt an, aber der Kotflügel war bis zur

Fahrertür eingedrückt, und ich musste auf der Beifahrerseite aussteigen. In dieser Nacht war Halbmond, und ich konnte den Motorradfahrer nur anhand seiner gedämpften Laute lokalisieren. Ich kniete mich am Straßenrand neben ihn, und als ich sein Helmvisier hochklappte, war ich erleichtert, dass er mit gehauchter Stimme um seinen Asthma-Inhalator bat. Aber als ich seine Tasche durchsuchen wollte, bemerkte ich, dass einer seiner Arme am Ellbogen abgetrennt war. Dann sah ich, dass er nur noch ein Bein hatte, an dem auch noch der Fuß fehlte. Kurz darauf traf die Polizei ein. Und etwa dreißig Minuten später teilte mir ein Polizist auf der Rückbank eines Streifenwagens behutsam mit, dass der Motorradfahrer gestorben war.

Ich denke oft an diesen Mann am Straßenrand. Ich denke daran, wie er mit mir sprach, ohne die katastrophalen Verletzungen zu ahnen, die er erlitten hatte, in dem Glauben, er bräuchte nur den Inhalator aus seiner Tasche. Und ich denke auch an meine Mum, wie sie nach dem Desaster ihres Vaters grinsend am Straßenrand liegt – wie das Gras in hohen Büscheln um sie herumwächst – und sie immer noch glaubt, sie bräuchte nichts weiter als die Vorstellung von seinem Ruhm und seine Zigarrenkiste.

Vier Monate nach dem letzten Besuch bei meinem Vater musste ich ihn aus Portugal anrufen und über meine Krankheit informieren. Aus irgendeinem Grund fürchtete ich, das könnte ein Schock für ihn sein, deshalb sorgte ich dafür, dass jemand bei ihm war, als ich anrief.

Aber im Laufe des Gesprächs gewann ich den Eindruck, dass er in Gedanken woanders war oder vielleicht Mühe hatte, sich zu äußern, weil ihm etwas Klebriges am Gaumen haftete. Seine Reaktion klang seltsam förmlich, als würde ein zu Besuch weilender Würdenträger seine Ansicht äußern.

Ich denke nicht, dass ihn das zu einem herzlosen Menschen macht. Ich weiß, dass er ebenso Gefühle empfindet wie jeder andere auch. Drei Jahre zuvor war sein Hund gestorben, und ich glaube, dieser Verlust war noch immer so schmerzlich für ihn, dass es ihm schwerfiel, den Verlust eines Sohnes zu empfinden. Einige Jahre früher hatte er zu meinem Erstaunen ein dickes pralles Fotoalbum hervorgeholt. Gill und ich saßen neben ihm, als er den knarzenden Ledereinband aufschlug. Ich konnte sehen, dass ein großer Teil seines Lebens in diesem Album bildlich dokumentiert war, und es enthielt Fotos von mir, von deren Existenz ich gar keine Ahnung gehabt hatte, aber er blätterte so schnell weiter, dass für eine längere Betrachtung der Bilder kaum Zeit blieb – als suche er nach etwas ganz Bestimmtem in einem Katalog. Schließlich verweilte er bei einer Doppelseite, und seine Finger strichen sanft über das Hochglanzbild eines Hundes, den er mal besessen hatte. Einige Seiten weiter kam wieder ein Hund. Mein Vater sah uns beide nacheinander an, und seine Augen wurden feucht, als er die Namen verschiedener Border Collies nannte und mit rührender Genauigkeit ihre unterschiedlichen Eigenschaften und Fähigkeiten beschrieb. Schließlich überwältigten ihn die Gefühle –

oder ihm gingen die Hunde aus (das war nicht ganz klar). Jedenfalls wurde das Album zugeklappt und zurück in eine Schrankschublade gelegt.

Ich konnte ihn am anderen Ende der Leitung hören, wie er seine Bücherregale nach einer emotionalen Reaktion auf meine Diagnose absuchte. Wahrscheinlich wusste er, dass dergleichen angebracht wäre, konnte aber einfach nicht die Motivation dafür finden, und das Gespräch versandete allmählich mit einer seltsamen, traurigen Plattheit, als wäre es gar nicht erst erforderlich gewesen. Damals war ich mir dessen nicht richtig bewusst, aber durch spätere Kommentare von ihm erschloss sich mir, dass seine eigenen Unpässlichkeiten durch mich in den Schatten gestellt wurden, und ich vermute, so etwas kann einen schon dazu bringen, weniger Mitgefühl zu empfinden. Er stellte sich vor, dass sein eigener Tod irgendwann weniger bedeutsam wäre, und das passte ihm ganz und gar nicht.

Ich weiß, wenn ich meinen Vater beschreibe, ist schwer nachzuvollziehen, warum ich die Beziehung zu ihm aufrechterhielt. Heute ist mir klar, dass ich mich schon vor vielen Jahren, vielleicht sogar Jahrzehnten hätte zurückziehen sollen. Doch ich glaubte immer, dass er sich ändern würde, und ich denke, wäre er jünger gewesen oder hätte er ein weniger abgeschottetes Leben geführt, wäre das durchaus möglich gewesen. Ich erinnere mich, wie er mich, als ich mit siebzehn den entsetzlichen Autounfall hatte, in die Arme nahm, und in dem Moment fühlte ich mich getröstet. In dem Moment war er mein Vater. Ein Unglück war dafür nötig gewesen; manchmal ist das so. Aber ich wusste, dass es möglich war. Etwas in mir glaubte das noch immer. Und auch, dass ich es brauchte; oder dass ich ihn brauchte.

Ich stellte mir vor, was er getan hätte, wenn einer seiner Hunde krank geworden wäre – dass er ihm die ganze Nacht nicht von der Seite gewichen wäre, dass er ihm vorsichtig Wasser in die Schnauze geträufelt, seine Jacke ausgezogen und sie sanft über seinen geliebten Gefährten gebreitet hätte. Sein Leben war erfüllt von dieser Art Zuwendung und Fürsorge für Tiere. Das machte ihn in Wirklichkeit aus. Ich wollte das glauben. Und ich bedauere, dass ich diesen anderen Mann nie richtig kennengelernt habe, aber noch mehr bedauere ich ihn, weil er so viel in seinem Leben verbockt hat.

In den Wochen danach trafen wir Vorbereitungen, über Weihnachten nach Hause zu fahren, und mein Vater wollte uns unbedingt besuchen kommen. Das erschien mir wie etwas Positives von ihm, und als wir über seinen Besuch sprachen, übertrieb ich natürlich, wie sehr wir alle uns darauf freuten, ihn wiederzusehen. Ich fand, das wäre die sachdienlichste Grundlage für unser Gespräch.

»Dad, was bei unserem letzten Besuch passiert ist …«

Ich stockte, überlegte, zu wie viel Unverblümtheit ich mich imstande fühlte.

»Ja?«

»Das darf nicht wieder vorkommen.«

»Was meinst du?«

»Ich hätte damals gleich sagen sollen … wie schlimm das war.«

»Ja, ich weiß.«

»Tatsächlich?«

»Dreißig Sekunden, länger hätte es nicht gedauert.«

»Was?«

»Ich wollte ihn bloß um ein paar Meter verrücken.«

Er tat mir wirklich leid. Seine Stimme klang sehr schwach und sehr alt. Wahrscheinlich kannte und verstand ich ihn in diesem Augenblick ziemlich gut, und vielleicht ist das ja eine Form von Nähe, auch wenn er selbst das vermutlich nicht so empfand. Aber bei der Wiedergabe des weiteren Gesprächs mit meinem Vater sollte ich vorausschicken, dass es in der ruhigen, gefassten Zeit stattfand, die sich an jene tränenreichen Tage nach meiner Diagnose anschloss. Nach Tiago dem Ingenieur mit seinem riesigen Kraftwerk und dem unaufhörlich fließenden Wasser. Ich hörte diesem Mann am Telefon zu, der sich immer noch gekränkt und ungerecht behandelt fühlte, und es kam mir so vor, als hätten in diesem Moment der Erkenntnis Hunderte winzige, silberne Kugellagerkugeln, die in meinem Innern unaufhörlich – vielleicht schon seit Jahren – wie in einem hohen Trichter herumgekullert waren, plötzlich die Dynamik geändert und ihre Gravitationsrichtung abwärtsgeschwenkt, sodass sie alle gleichzeitig klackernd und scheppernd und zischend nach unten und aus der Trichtertülle hinauspurzelten.

»Soll das heißen, du bist noch immer sauer wegen der Sache mit dem Tisch?«

»Ich versteh einfach nicht, wieso du dich so ange-
stellt hast.«

In gewisser Weise ist es erstaunlich, dass mein Vater
sich alles anhörte, was ich daraufhin zu sagen hatte,
aber ich glaube, alle Tyrannen hassen sich selbst, und
im Grunde wollen sie bloß, dass jemand ihnen Einhalt
gebietet. Und ich bilde mir nicht ein, dass ich das tat,
aber ich denke, in diesem einen kurzen Moment war er
bereit zuzuhören.

Was dann folgte, war eine Art Rollentausch, denn ich
redete mehrere Minuten lang über Dinge, die ihn offensichtlich überhaupt nicht interessierten. Ich erklärte,
was das für ein Gefühl war, so leben zu wollen, dass die
eigenen Kinder sich sicher und geborgen fühlen. Ich
sagte, dass er mir leidtue (in keinem Gespräch hilfreich), weil er nie die Gelegenheit gehabt hatte, das Leben so wahrzunehmen. Manchmal wünschen sich Menschen ein bisschen Mitgefühl und manchmal nicht. In
seinem Fall war ich mir unsicher, weil er nichts sagte.
Doch dann wurde mir klar, dass ich keine *direkte* Frage
gestellt hatte und er das, was ich zu sagen hatte, daher
vielleicht als abgeschlossenes Statement auffasste, das
keiner Antwort bedurfte.

Also beschloss ich, ihn zu fragen, wie das Leben für
Gill und Tom und Jimmy in den nächsten Jahren seiner
Meinung nach wohl aussehen würde. Aber ich glaube,
meine Äußerungen hatten ihn bereits über Gebühr be-
ansprucht, und ihm entging daher die leichte Veränderung in meinem Tonfall. Oder aber er hielt sich an irgendeine ungeschriebene Regel, die die Zeit begrenzte,

in der es einem Gesprächsteilnehmer erlaubt war, das Thema zu bestimmen. Ich stelle mir so etwas Ähnliches vor wie die Zeitmesser bei Schachturnieren, doch bei meinem Vater würde nur sein Gegner so ein Gerät bekommen. Denn anstatt mir zu antworten, machte er mich darauf aufmerksam, dass er eine Liste von Dingen habe, die er vor seinem Tod noch erledigen wolle. Anscheinend hatte er das Gefühl, dass diese letzte To-do-Liste von meiner unheilbaren Krankheit überschattet wurde. Er äußerte sich besorgt darüber und rief mir sein Alter in Erinnerung. Dreiundachtzig. Ihm blieben gewiss nur noch ein paar Jahre. Ich hatte nichts von dieser To-do-Liste gewusst. Was mag sie wohl enthalten? Offenbar hatte das Unglück anderer etwas zu viel von seiner Zeit in Anspruch genommen, und ich denke, er musste deutlich machen, wie benachteiligt er sich fühlte, weil er keine Gelegenheit gehabt hatte, einen der Punkte auf der Liste abzuarbeiten.

Gespräche sind faszinierend effiziente Gebilde. Wir sind gesellige Tiere, und alles, was wir zueinander sagen, hat eine Art melodische Logik. Es mochte ja den Anschein haben, dass mein Vater das Thema gewechselt hatte, aber indem er von seiner letzten To-do-Liste anfing, sprach er scharfsichtig die andere Frage an, die ich ihm stellen wollte, nämlich ob er immer noch meinte, dass ich Nachsicht mit ihm haben solle. Die Vorstellung, dass er das von mir erwartete, hatte seit unserem Besuch an mir genagt, aber seit meiner Diagnose war die Angelegenheit sehr viel dringlicher geworden. Ich war mir ziemlich sicher, dass seine Sorge um diese

To-do-Liste meine Frage indirekt beantwortet hatte, aber ich beschloss, sie dennoch rein rhetorisch zu stellen. Und was mich selbst verblüffte, war der kontrollierte Zorn, der aus mir sprach, als ich die Frage formulierte. Einen solchen Zorn hatte ich noch nie an den Tag gelegt, schon gar nicht in Situationen, in denen er berechtigt gewesen wäre. Es fühlte sich ein bisschen so an, als würde ich die Frage ausspucken – in zackigem Rhythmus Atemluft durch die winzige Lücke zwischen meiner oberen und unteren Zahnreihe stoßen. Und seine Reaktion auf die Frage – ob nun rhetorisch oder nicht – war ein untypisch langes Schweigen.

So vieles von dem, was wir sagen, ist selbstverständlich. Ein Großteil des Gesagten muss eigentlich nie ausgesprochen werden. Und genau das war eindeutig der Fall, als ich meinem Vater versicherte, dass ich mich nicht mehr vor ihm fürchtete. Er behauptete, von meiner Furcht vor ihm keine Ahnung gehabt zu haben (was ich ihm durchaus zutraue), schob dann aber nach, er fände es unglaublich unverschämt von mir, so etwas zu sagen. Mir erschien diese Erwiderung recht eigenartig; eine Erwiderung, die ihren Adressaten dazu brachte, die Augen nach oben zu verdrehen, als grübelte er gerade über eine komplizierte Rechenaufgabe nach.

Ich sagte meinem Vater in diesem Gespräch viele Dinge, aber ich glaube, am meisten fuchste ihn meine Erklärung, dass ich ihn liebte. Tatsächlich war ich aufreizend provokant, denn ich wiederholte diese Aussage mehrfach. Und als er mir nach unserem Telefonat eine E-Mail schrieb, stellte sich heraus, dass gerade diese wiederholten Äußerungen für ihn besonders kontrovers waren. Er konnte sie anscheinend nicht mit dem in Einklang bringen, was ihnen vorausgegangen war. Und das ist schade, denn ohne die Dinge, die ihnen vorausgegangen waren, hätte ich sie nicht aussprechen können.

Ich weiß nicht, was ich erwartet hatte, aber letztlich war das das Ende. Auch der zeitliche Abstand ändert daran nichts. Ihm war etwas *angetan* worden. Ich glaube, so empfindet er das, so hat er das immer empfunden. Aber vermutlich sollte ich als Letztes über meinen Vater sagen, dass er angesichts des Desasters im Leben anderer schon immer enorm einfallsreich gewesen war. In gewisser Weise finde ich das ziemlich beeindruckend. Und deshalb mache ich mir auch nicht so viel Sorgen, obwohl ich bedaure, was er sich alles selbst versagt hat. Ich stelle ihn mir bei sich zu Hause vor, nachdem er den Kreis seines Lebens neu gezogen hat und ganz passabel darin lebt. Mit seinen Andenken und seinen Softrock-Kassetten, mit den Besuchen seiner Fußpflegerin und der »Freundin« aus dem Bekleidungsladen des Dorfes.

Und vielleicht auch mit einer kleinen Raupe, die er betrachtet, wie sie langsam über den Gartenweg kriecht, um ein frisches grünes Blatt zu erreichen, das ein gütiger und sanfter alter Mann als Imbiss für sie dorthin gelegt hat.

Wenn ich darüber nachdenke, was aus dem Leben meines Vaters geworden ist, dass er selbst den Kontakt mit Gill und seinen Enkelkindern weitestgehend abgebrochen hat, frage ich mich, ob er das vielleicht von Anfang an so gewollt hat. Nicht von Leuten gestört zu werden, die Ansprüche an sein Leben stellen, sondern sich stattdessen seinen kleinen Beschäftigungen zu widmen. Und ich denke, dass er für sich einen gewissen Frieden gefunden hat, und das ist etwas, was nur die Wenigsten schaffen.

Wie Sterben
sich wirklich anfühlt

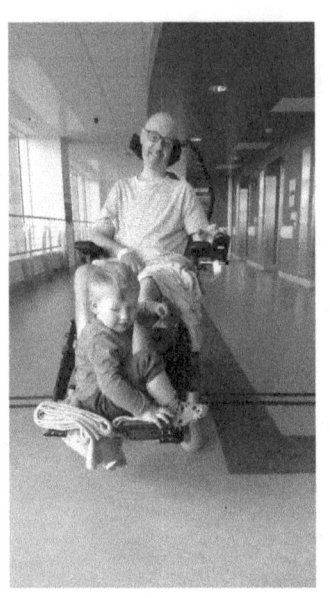

Ich war mit dem nackten Hintern über dem Loch eines Toilettenstuhls zurück durch die Station gerollt worden. Dann hievten mich die Schwestern mit dem Patientenlifter in eine stehende Position. Unterhose und Hose hingen um meine Knöchel. Ich kann Rumpf und Schultern jetzt nur noch eingeschränkt bewegen, sodass ich vollständig auf die Hilfe anderer angewiesen bin. Eine der Schwestern kniete mit einer Schüssel warmem Seifenwasser hinter mir, und die andere – diejenige, die den Lifter steuerte – stand entspannt da und wartete, eine Hand auf den knochigen Rand ihres Beckenknochens gestemmt, als würde sie gerade Pause von der Gartenarbeit machen und am Gartenzaun lehnen. Eine Stütze half gegen die Schwäche meiner Halsmuskulatur, und ich konnte durch das hohe Fenster hinter der Frau hinaus auf den Friedhof Headington und auf die zerzausten Büsche und Sträucher von Elsfield blicken.

Mir war da zum zweiten Mal der Hintern abgeputzt worden, doch inzwischen bin ich weit im zweistelligen Bereich. Vom Krankenhaus kam ich ins Hospiz, wo es keine Seltenheit ist, dass vier Pflegekräfte dabei sind, wenn ich im Stehlifter ins Bad gerollt werde. Ich bin ohnehin schon einen Meter neunzig groß, und die

Plattform des Lifters hebt mich noch einige Zentimeter höher als sonst, sodass ich mir vorkomme wie ein Leuchtturm. Ich bin mit einem Gurt am Lifter befestigt, und mit der Halsstütze fühle ich mich ein bisschen so, wie sich King Kong gefühlt haben muss, als er per Schiff nach New York transportiert und dort auf einem offenen Lastwagen durch die Straßen gekarrt wurde.

Sobald ich genau vor der Toilette stehe, zieht mir jemand die Hose herunter, und eine technisch besonders schwierige Prozedur beginnt, bei der ich über den Toilettensitz manövriert werde, in etwa so, wie erfahrene Fallschirmspringer versuchen, innerhalb eines Kreises zu landen. Wenn ich in der Position der Pfleger wäre, fände ich diese Prozedur reizvoll, denn sie erfordert Teamgeist und wird, wie das bei den meisten Mannschaftssportarten der Fall ist, von knappen Signalen und kurzen Blicken begleitet. Es ist eine Zwei-Mann-Operation, wobei der erste Teilnehmer eine kauernde Position einnimmt, meine Hüften mit beiden Händen umfasst und mich auf den weißen ovalen Zielbereich dirigiert. Aber nicht diese Geschicklichkeit soll hier besungen werden, so wie der Person, die einen Basketball einfach nur in den Korb *dunkt*, nachdem sie einen weiten Distanzpass bekommen hat, eigentlich der geringste Verdienst bei diesem speziellen Spielzug gebührt. Die Pflegekräfte, die das Steuer in der Hand haben, sind die wahren Helden, denn sie müssen die massige Lifter-Apparatur mit einer Hand schieben, während sie den Abwärtsknopf betätigen, der mein Hinterteil dann präzise in die gewünschte Position absenkt. Falls noch weitere Pflegekräfte zugegen sind, so beschränken die sich meist auf die Zuschauerrolle und bleiben im Türrahmen stehen.

Ein zusätzlicher Schwierigkeitsgrad ergibt sich daraus, dass die Toilette in meinem Zimmer anscheinend für eine zierliche alte Dame maßgefertigt wurde, sodass mein kleiner Termitenhügel nur ganz kurz zu sehen ist, bevor er im weichen Kissen meines Skrotums versinkt. Es ist schier unmöglich, in dieser Situation die Würde zu bewahren, und ich versuche es schon gar nicht mehr. Anfangs war den meisten von ihnen bewusst, dass ich den Anspruch auf ein gewisses Maß an Würde hatte, weshalb sie, sobald ich auf den Sitz herabgelassen worden war, die Gelegenheit nutzten, mich zu bedecken, doch nach einer Weile fühlte sich das alles irgendwie sinnlos an, und jetzt macht sich keiner mehr die Mühe, den Schein zu wahren. Angesichts der Tatsache, dass mein nackter Hintern regelmäßig derart sportlich an Ort und Stelle bugsiert wird, spielt es eigentlich keine Rolle, was da unten passiert.

Normalerweise verbleibe ich mehrere Stunden in dieser Position – festgeschnallt und mit Halsstütze –, wobei mir zwischendurch warme Getränke hereingereicht werden und links von mir ein kleiner Arbeitsplatz aufgebaut ist. Gestern verbrachte ich sechs Stunden meines fünfzigsten Geburtstags auf dieser Hospiztoilette, eine gute Flasche Scotch zwischen den Knien. Je mehr mein Körper nachlässt, desto mehr verliert auch der Darm seinen Schwung, und sein Inhalt bewegt sich im Kriechgang, wie die stinkenden, stehenden Gewässer in städtischen Abwasserkanälen. Ich kann nicht wirklich abschätzen, welches von dieser Krankheit ausgelöste Versagen mich umbringen wird – wahrscheinlich Lungenversagen –, aber wenn ich an tägliches Unwohlsein oder auch Angst denke, lauert die große Gefahr weiter unten, wo mein Dickdarm eine Sammelstelle für Abfall, Schrott und Sperrmüll geworden ist.

Im Krankenhaus wurde mir ein Plastikschlauch in den Magen gelegt und durch die Bauchdecke wieder nach draußen geführt. Der Schlauch ragt etwa zwanzig Zentimeter aus dieser neuen Körperöffnung, und ich klebe ihn mir seitlich am Körper fest, damit er nicht hin und her baumelt. An der Spitze ist ein kleiner Abflusshahn, und der durchsichtige Schlauch bietet Blick auf die hellen Farben der Magensäfte: ein träge fließender sirupartiger Nektar mit leuchtend orangen Ablagerungen darin. Es ist wie ein schickes architektonisches Wunderwerk des Inside-Out-Designs, das elegant innere und äußere Elemente miteinander kombiniert. Oder vielleicht eine Weiterentwicklung der verbreiteten Vorliebe für freiliegende Elemente: freiliegende Balken, freiliegendes Mauerwerk und jetzt freiliegende Magensäfte.

Anfangs fragte ich mich, ob der Schlauch ein Fehler gewesen war. Ich konnte ihn angeklebt lassen, als wäre er ein Stück Körperkunst, während ich weiter enorme Mengen stinkigen Weichkäse verzehrte. Es schwang etwas Trauriges und Finales in meiner jüngsten Phase vermeintlicher Fresslust mit, dem Selbstbetrug mit selektivem gutem Essen, obwohl ich in einem Hospiz war, als wäre ich kein Mensch, der irgendwelche Schluckbeschwerden hat, sondern das genaue Gegenteil: ein Gourmand oder noch besser ein *Bonvivant*.

Doch die reale Erfahrung ist bei allem, das nicht weich und matschig ist, sehr anstrengend und sogar ein bisschen beängstigend. Mir ist bewusst geworden, wie glatt und reibungslos der Schluckvorgang normalerweise vor sich geht, weil ich diesen Funktionsverlust spüre. Ich weiß jetzt, wie viel Mühe der Körper hat, selbst den kleinsten Bissen durch den Verdauungstrakt zu befördern. Ich erlebe das Ganze als dermaßen träge, dass ich an einen Katastrophenfilm aus den 1980ern denken muss, in dem sich ein verängstigtes Grüppchen Überlebender durch den völlig zerstörten labyrinthischen Rumpf eines gekenterten Luxuskreuzfahrtschiffs in Sicherheit bringen muss. Das mag melodramatisch klingen, aber meine Luftröhre ist so etwas wie ein schrecklicher dunkler Krater für Erbsen oder Kuchenkrümel oder Reiskörner geworden. Immer wieder gerät falsches Material hinein, und mir wurde gesagt, aufgrund meiner nachlassenden Lungenkapazität sei das Infektionsrisiko durch diese Irrläufer die wahrscheinlichste Todesursache bei meiner Krankheit. Ich kann genau spüren, wenn in meinem Schlund etwas schiefläuft: ein Happen, der an der falschen Stelle verbleibt, am Eingang zur Luftröhre. Dann atme ich sofort langsamer, konzentriere mich darauf, so behutsam wie möglich einzuatmen, bis der fragliche Bissen an eine gefahrlose Stelle weiterrutscht. Das ist der Moment in einem Katastrophenfilm, wenn die Überlebenden einen grauenhaft tiefen Abgrund überqueren und der Held des Films zurückbleibt, um sie alle einzeln an die Hand zu nehmen und ihnen zu sagen, sie sollen nicht nach unten gucken, bis einer es dann doch tut.

Mir wurde gesagt, sobald ich über den Schlauch ernährt werden müsste, würde er nach und nach die Farbe wechseln: in irgendwas Überraschendes wie schwarz oder pink; etwas Undurchsichtiges, das den ganzen unappetitlichen Rückfluss kaschiert. Offenbar lässt sich die Farbe nicht vorhersagen, aber wenn ich einen Wunsch äußern könnte, würde ich mich für die Farbe von Gangrän und Gras aussprechen.

Vor etwa einer Woche, gleich nachdem der Schlauch gelegt worden war, wurde diese Möglichkeit ganz unvermittelt akut. Es war der Moment in dem Katastrophenfilm, wenn sich über der Kluft die schmale Lücke auftut und ein Hindurchkommen fast unmöglich oder ein gewaltiger, waghalsiger Sprung erforderlich ist. Ich hatte gedacht, es würde eher schrittweise ablaufen, hatte nicht damit gerechnet, dass riesige Gesteinsplatten unter meinen Füßen wegbrechen würden. Aber jetzt, wo weitere graduelle Veränderungen kaum noch möglich sind, fällt mir richtiges Essen immer schwerer. Ich kann noch immer Suppe durch einen Metallhalm schlürfen oder noch immer mit einem Teelöffel den Weichkäse essen, den Freunde mir regelmäßig als Geschenk mitbringen, aber alles andere wäre grobe Fahrlässigkeit. Manchmal denke ich beim Aufwachen nicht daran oder bekomme plötzlich Lust auf diese oder jene Lieblingsspeise, doch stattdessen habe ich nun zum

ersten Mal auf langweilige Creme- und Weiß- und Beige-
töne hinabgeblickt, die in meinen Bauch geleitet werden. Das sind nicht mehr die Farben der Gefahr, aber
ich kann sehen, dass mein Schlauch erste Anzeichen
einer trüben Verfärbung zeigt, und jetzt beschränkt sich
alle Spannung und Vorfreude nur noch darauf herauszufinden, welche Farbe ich annehmen werde.

Vor einigen Tagen hörte ich jemanden auf dem Flur vor
meinem Zimmer weinen, und es klang wie das Schluchzen eines kleinen Mädchens. Mein Zimmer befindet
sich direkt gegenüber dem Büro des Seelsorgers auf
dem grünen Flur, wie die Pflegekräfte ihn nennen. Ich
sehe keine anderen Patienten, weil die meisten zu krank
sind, um ihre Zimmer zu verlassen, aber ich sehe die
Angehörigen, und als ich das Weinen hörte, wartete ich
einen Augenblick ab, um sicherzugehen, dass es nicht
die Stimme einer Patientin war. Das Weinen dauerte
eine ganze Weile an, und ich fragte mich besorgt, ob die
Kleine vielleicht allein war.

Ich muss mittlerweile aus dem Bett gehoben werden,
daher wäre es für mich vollkommen unmöglich gewesen, dem Kind zu helfen. Ich klingelte nach einer
Schwester, der ich erst nach mehreren Anläufen erklären konnte, dass ich sie nicht meinetwegen gerufen
hatte, sondern weil ich wegen des Kindes auf dem Flur
besorgt war. Dann hörte ich die Geschichte – dass es
sich um eine Siebenjährige handelte, deren Vater schwer
krank im Zimmer nebenan lag. Ihre Mutter war bei ihr
und kümmerte sich um sie, wie mir die Schwester

versicherte. Die Kleine war auf den Flur gegangen, wo es einen Tisch und Stühle und einen großen braunen Teddybär gibt. Nachdem die Schwester mich dementsprechend informiert hatte, ging sie wieder mit all ihrem üblichen und bewundernswerten Frohsinn von dannen, als ob ich sie gerufen hätte, um sie für ein Quiz nach irgendeiner Hauptstadt zu fragen, deren Namen sie mir korrekt hatte nennen können. Ich glaube, es gibt an diesem Ort zu viel Tod und überall sonst zu wenig Tod. Der Tod ist hier zu alltäglich, als dass die Trauer ihre Flügel voll ausbreiten könnte. Es gibt zu viele Geräte, zu viele Wände, zu viele Rollwagen mit Kuchen und Tabletten und Kartoffelpüree. Eine Siebenjährige weint auf dem Flur um ihren Vater, und das ist bloß ein Ausdruck dessen, was hier passiert.

Einige Minuten später hörte ich das Schluchzen erneut. Wer immer diese Kleine war, was da aus ihr herausbrach, schien sie selbst zu erschrecken. Oder vielleicht hatte sie Angst, die furchtbare Heftigkeit ihrer Tränen könnte als ungezogen aufgefasst werden, und versuchte, sie mit beiden Händen aufzufangen und wieder zurückzustopfen. Die Anatomie des Weinens ist sehr viel klarer, wenn nur allein das Geräusch wahrgenommen wird, und diese Tränen klangen, als wären sie mit einer glänzenden Chrompumpe verbunden, die zwar kraftvoll war, aber so neu, dass sie noch quietschte. Ganz offensichtlich kam diese spezielle Pumpe das erste Mal richtig zum Einsatz.

Und wieder befiel mich die Sorge – oder eine Art Panik, die von Anfang an da gewesen war –, dass das kein siebenjähriges Mädchen war, dass es Tom war, dass es die ganze Zeit Tom gewesen war, der da vor meiner Tür weinte.

Ich kam hierher, nachdem die Magensonde gelegt worden war, weil ich für unser Übergangszuhause zu unbeweglich geworden bin. Ich warte darauf, dass die Arbeit an dem Bungalow fertig wird, dann kann ich wieder bei Gill und Tom und Jimmy sein. In meiner Zimmertür ist ein kleiner Glasstreifen, an den die Leute ihre Nasen drücken: Pflegekräfte und Ärzte und Köche und die ehrenamtlichen Helfer, die den Tee bringen. Und ich bin für das Pflegepersonal der »Liebe«, der »Gute«, der »Beste«. Meine Kissen werden gewendet, meine Urinflasche geleert, meine Magensonde mit Wasser gespült. Das ist es. Das ist alles. Und neue Fertigkeiten lernen, zum Beispiel, wie man nach oben pinkelt, oder dass es tatsächlich möglich ist, heißen Tee durch einen Strohhalm zu trinken. Manchmal frage ich mich, ob ich vielleicht gar nicht mein eigenes Sterben erlebe, sondern irgendeine Form von medizinischer Prozedur.

In manchen anderen Kulturen ist es nicht unüblich, dass bezahlte Trauergäste an Bestattungen teilnehmen oder dass extra entfernte Verwandte mit einem ausgeprägten Talent für Trauer eingeladen werden. So etwas fehlt, solche Leute sollten hier sein. Leute, die imstande sind, ihre langen baumelnden Ärmel flattern zu lassen und mit den Zähnen zu knirschen. Die laut klagen und sich auf die Brust schlagen, während sie ein Thermometer in eine Achselhöhle schieben oder die Laken der Krankenhausbetten akkurat feststecken.

Dann wäre es möglich oder gar normal – etwas, das angenommen und verstanden wird –, ein siebenjähriges Mädchen auf einem Flur zu sein, das bitterlich weint, weil es seinen Vater verliert.

Wenn man Blumen in eine Vase stellt, kann es passieren, dass einer der Stängel abbricht und dann mitten in den Strauß gesteckt wird, als wäre nichts gewesen. Vor rund zwei Monaten begann mein Hals, schwächer zu werden, und erst seitdem ist mir klar, wie wichtig er für vieles in meinem Leben war. Ich hätte mir wohl nie Gedanken darüber gemacht, aber Formulierungen wie *zum Hals raushängen* oder *etwas in den falschen Hals bekommen* machen deutlich, dass die zentrale Bedeutung des Halses allgemein bekannt ist. Ansonsten könnte ich nicht *meinen Hals riskieren* oder *mir jemanden vom Hals halten* oder *mich Hals über Kopf verlieben*.

Mein Kopf sitzt jetzt wackelig auf dem Hals wie der Kopf einer Stoffpuppe. Und meine Bewegungen und Haltungen sind von bestimmten Winkeln abhängig, ohne die mein Kopf nach vorne oder nach hinten oder von einer Seite zur anderen kippt. Dann muss jemand ihn wieder geraderichten, als würde er zwei runde Steine behutsam übereinanderstapeln.

Als eine der Schwestern versuchte, meine Beine aufs Bett zu wuchten, bezeichnete sie mich als totes Gewicht. Ich glaube, es rutschte ihr einfach raus, während sie sich mit meinen Waden abmühte, eine in jeder Hand. Meine Körpermasse ist jetzt stärker denn je auf Gravitationskräfte eingestellt, sehr viel mehr, als es bei den meisten Menschen der Fall ist. Ich überliste die Schwerkraft nicht mit all meinen kleinen Bewegungen, denn schon allein jemandem zum Abschied zu winken oder auf eine schöne Blume oder Pflanze im Garten zu zeigen, ist gleichsam ein Überlisten der Naturgesetze, die bestimmen, wie Objekte und Körper im Raum einander anziehen und abstoßen. Meine reine Existenz im Raum macht es mir unmöglich, mich ganz normal und alltäglich zum Essen an einen Tisch zu setzen und somit die Schwerkraft zu überlisten. Früher oder später werden nämlich mein Rumpf und mein Hals ihren Gehorsam gegenüber der Gravitation bekunden, und meine Stirn wird sich unaufhaltsam nach unten zu meinem Teller mit weichen Speisen oder zum Mittelpunkt der Erde neigen, je nachdem, was gerade näher ist.

In Bezug auf die gebrochenen Stängel hatte ich oft einen kindlichen Gedanken: dass ich sie vielleicht aufrichten und zusammenkleben könnte und dann wieder alles gut wäre. Ein Streifen Tesafilm um die lädierte Knickstelle. Denn manchmal scheint es, als ob die Form noch da und alles andere Verschwendung wäre. Aber etwas Wesentliches ist verloren gegangen, etwas Verbundenes und Fließendes in diesem Gebilde, das nicht mehr heil werden wird.

Als ich anfing, dieses Buch zu schreiben, war meine rechte Hand schon geschwächt, und ich war unsicher, ob ich am Ende einhändig tippen würde oder ob ich die letzten Kapitel vielleicht diktieren müsste. Aber seltsamer- und scheinbar widersinnigerweise fällt mir das

Schreiben seit ein paar Monaten tatsächlich leichter. Die Bänder des Zeige- und Mittelfingers meiner rechten Hand verkürzen sich, sodass sich beide Finger wie zwei gedrungene Fragezeichen krümmen. Dergestalt schweben sie über der Tastatur, und wenn ich tippe, sieht es aus, als würden zwei Vögel Körner picken. Das Drücken der Tasten ist dadurch unkomplizierter geworden, als es lange Zeit war.

Als Autor habe ich drei echte Phasen durchlebt. Die erste war mit neun Jahren, als ich eine Serie über die großen Kriege zwischen Eiern und Speck schrieb. Die Eier und ihre Verbündeten – Toastbrot und Würstchen – fochten eine Reihe von blutigen Kämpfen gegen eine Allianz aus Grilltomaten, Pilzen und Speck aus. Jede einzelne dieser Entscheidungsschlachten wurde über etliche Monate hinweg von mir erzählerisch gestaltet. Ich fand in jenen frühen Jahren sogar ein Publikum, da ich an mehreren Freitagnachmittagen vor der versammelten Klasse aus meinen Chroniken vorlas.

Die nächste Phase kam in meinen frühen Dreißigern, nachdem ich als Spätstudierender die Uni abgeschlossen hatte. Ich versuchte, Drehbücher zu schreiben, wurde aber erst wirklich kreativ, als ich anfing, fürs Theater zu arbeiten. Ich hatte keinen nennenswerten beruflichen Erfolg, aber ich hatte das Gefühl, etwas Wahrhaftiges und Richtiges zu erschaffen. Das war in den Anfangsjahren meiner Beziehung mit Gill, und die Entdeckungsfahrt, auf die ich mich beim Verfassen dieser Stücke begab, erschien mir wie eine Form der Selbsterkenntnis. Das beste von ihnen – *Skinny Man* –

handelt von einem vierzigjährigen Mann, der sich auf der felsigen Landzunge einer menschenleeren Hebrideninsel niedergelassen hat. In den drei Akten des Stücks wird er nacheinander von den drei verschiedenen Frauen in seinem Leben besucht: seiner Mutter, seiner ehemaligen Verlobten und seiner Schwester. Alle drei versuchen, ihn zur Rückkehr zu bewegen, und zerpflücken zugleich die grandiosen Vorstellungen, die er sich von sich selbst gemacht hat. Er glaubt fälschlicherweise, seine Unzulänglichkeiten hätten einen höheren Sinn, und ich denke, dass es in dem Stück darum geht, auf welch unterschiedliche Art und Weise wir Männer daran scheitern, Frauen zu verstehen.

Durch das Schreiben steigerten sich meine Energie und mein Selbstvertrauen. Ich genoss es, ich selbst zu sein, was ich vorher nie getan hatte, doch sobald die Stücke fertig waren, wurde ich zu abhängig davon, was andere von ihnen hielten, um weiterhin mit meiner Arbeit zufrieden zu sein. *Skinny Man* bescherte mir einen Agenten und stand mehrfach kurz davor, aufgeführt zu werden, schaffte es aber nie auf eine Bühne. Angesichts dieses langanhaltenden Rückschlags reagierte ich nicht so widerstandsfähig und tatkräftig, wie es erforderlich gewesen wäre, und schließlich verlor ich den Glauben an mich. Es ging mir wieder besser, als ich mit dem Stückeschreiben aufhörte und dieses Leben hinter mir ließ. Viele Jahre vergingen, in denen der kreative Fokus meines Lebens maßgeblich darin bestand, Vater zu sein. Es erwies sich als das bessere Leben für mich, doch ich wusste, dass ich darauf wartete, irgendwann wieder zu schreiben. Ich wusste nur nicht, was oder wie oder für wen. Dann bekam ich meine Diagnose, und alles wurde klar.

Ich wusste nie, für wen ich Theaterstücke schrieb: Zuschauer, Dramaturgen, Intendanten. Ich machte es zu einer unlösbaren Aufgabe und entmutigte mich selbst bis hin zur Depression. Aber als ich anfing, dieses Buch zu schreiben, tat ich das für Tom und Jimmy, und ich verstand, was erforderlich war. Jetzt, da meine Atemfunktion stark nachlässt, ist mir bewusst, dass ich den Erscheinungstermin dieses Buches wahrscheinlich nicht mehr erleben werde, und so beängstigend das auch ist, es ruft mir den ursprünglichen Grund in Erinnerung, warum ich es schreibe. Vermutlich werde ich nicht erfahren, wie meine Geschichte in der Öffentlichkeit aufgenommen wurde. Ich weiß nur, dass ich ein Buch geschrieben habe, das viele Jahre im Regal stehen wird, bis meine beiden Söhne alt genug sind, um es zu lesen. So hat das Buch angefangen, und es ist irgendwie beruhigend zu wissen, dass ich dahin zurückkehre.

Die Lämpchen an dem Beatmungsgerät, das ich jetzt nachts benutze, erinnern mich an das Armaturenbrett eines Autos. Das Bedienfeld leuchtet weiß, die Funktionsanzeige königsblau. Der Sauerstoffstrom lässt den geriffelten Plastikschlauch vibrieren, rauscht durch die Nacht. Und das Endstück aus Gummi passt genau in meine Nasenlöcher, sodass meine Nase allein in den Genuss eines unaufhörlichen nächtlichen Vorrats an klimatisierter Luft kommt.

Die Lunge fühlt sich wirklich unentbehrlich an. Sie sitzt genau in der Mitte von allem. Es gibt andere, komplizierte Organe, aber ich glaube, ihr allmähliches Funktionsversagen ist nicht so direkt spür- und wahrnehmbar wie das der Lunge. Mir ist bewusst, dass meine Inhalationen an einem bestimmten Punkt aufhören und dass mein Brustkorb sich nicht mehr so stark hebt wie früher. Wenn er ein neuer Staubsauger wäre, würde ich den Beutel wechseln; oder wenn Tom und ich dabei wären, einen Reifen an seinem Fahrrad aufzupumpen, würde ich annehmen, dass die Pumpe nicht richtig auf dem Ventil sitzt.

Das mit meiner Lunge oder genauer gesagt mit den Muskeln um meine Lunge herum ging sehr schnell. Und es überraschte mich, weil ich gedacht hatte, diese Verschlechterung wäre noch Monate entfernt und ich wäre, wenn wir unser neues Zuhause beziehen, noch immer jemand, der gewisse Punkte entlang einer Strecke beobachtet: das Schrumpfen meines Penis, die neuen Hilfsmittel für meine verschiedenen Einschränkungen, die Veränderungen in meinen Beziehungen. Doch diese ernsthafte Verschlimmerung ist unerwartet eingetreten, als wäre ich im Zug eingeschlafen und von der Ankündigung eines unbekannten Bahnhofs geweckt worden.

Ich denke, dass ich jetzt etwas anderes dokumentiere. Zum ersten Mal initiieren Mediziner nun Gespräche über den *Wert* eines Sterbens in Würde. Es fühlt sich an, als wäre ich mittendrin in den Vorbereitungen für etwas. Mir wurden diverse Unterlagen überreicht und diverse Optionen vorgestellt – ein bisschen wie die E-Mails zu Gepäck und Mietautos, die man in den letzten Tagen vor dem Abflug bekommt.

Aber eines meiner Probleme ist, dass Jimmy meinen mobilen Patientenlifter in eine tragbare Speiseeisfabrik umfunktioniert hat. Das fing in dem Cottage auf der Farm an und hat sich hier bei seinen Besuchen im Hospiz fortgesetzt. Er bietet mir ständig neue Sorten an, und der Nachschub ist unerschöpflich. Es ist nun mal sehr schwer, Entscheidungen zu treffen, die meine Lebenserwartung einschränken könnten, wenn es einen so üppigen Vorrat an imaginärem Eis in praktisch jeder von mir gewünschten Sorte gibt. Es ist schlicht unmöglich über ein Sterben in Würde nachzudenken, wenn Jimmy gerade hereingerollt wird und zwei Kugeln Karamelleis in einem Hörnchen mit Schokorand schwenkt, die ich problemlos durch das Plastikgehäuse meiner Sauerstoffmaske schlecken kann.

Ich finde den Tod so interessant, dass ich wünschte, ich hätte früher darum gewusst. Natürlich war ich schon auf Beerdigungen, aber ich glaube, ich habe nie richtig realisiert, dass ich selbst eines Tages davon betroffen sein würde. Jetzt jedoch begreife ich, wie essenziell diese Erkenntnis ist und dass jede noch so vergnügliche Reise ohne das deutliche Gespür dafür, dass sie irgendwann zu Ende geht, an Wert verliert.

Es gibt so viele Hinweise darauf, dass das Leben nicht ewig währt, aber ich weiß aus eigener Erfahrung, dass es möglich ist, Leichname in Kisten unterschiedlichster Art zu packen, damit sie für unseren bewussten Blick unsichtbar bleiben. Aus diesem Grund kann ich nachvollziehen, dass mein kranker Körper für viele meiner Besucher ein Problem darstellt. Ich sehe es ihren Gesichtern an, wenn sie hereinkommen, als hätte Gill ihnen nicht gerade eine Tasse Tee gereicht, sondern eine Handgranate. Sie sind wie kleine Vögel, die vor mir herumhüpfen. Oder sie merken plötzlich, dass ihre Schnürsenkel festgezurrt werden müssen oder dass der Henkel an ihrer Tasse um etwa zwanzig Grad gedreht werden muss. Nur kleine Ablenkungen, damit ich irgendetwas anderes sein kann als der Mensch vor ihnen, der schlicht und ergreifend stirbt. Ich glaube, die Gespräche, die sie führen, sind nicht an mich gerichtet, sondern an sie selbst; Gespräche, in denen sie sich vergewissern, dass sie nicht diejenigen sind, die gerade sterben. Oder dass der Tod eigentlich kein Problem ist, dass ich in dieser Hinsicht irgendwie anders bin.

Häufig kommt es vor, dass ein hohes Podest zwischen uns auftaucht und von mir erwartet wird, dass ich mich daraufstelle, damit ich in eine erhöhte Position und dadurch in sichere Entfernung gebracht werden kann. Nicht immer ist klar, warum, oder ob es überhaupt einen Grund gibt, und meistens bleiben solche Menschen nicht lange. Kaum da, sind sie auch schon wieder weg, packen mein Podest in den Kofferraum ihrer Autos und brausen ziemlich schnell davon. Gelegentlich schicken sie mir Nachrichten, dass ich weiterhin eine wichtige Inspiration in ihrem Leben sei und dass ich den Kampf nicht aufgeben dürfe.

Trotz meiner schweren Krankheit und obwohl Gill nach wie vor meine einzige Betreuung ist – während sie außerdem zwei kleine Kinder versorgt –, reagieren solche Besucher auf unsere schwierige Situation meist damit, dass sie bei jeder sich bietenden Gelegenheit so viele ihrer eigenen Nöte zur Sprache bringen, wie sie nur können. Am auffälligsten ist das bei Verwandten – als hätten sie das Bedürfnis, meine zukünftige Abwesenheit dadurch wettzumachen, dass sie im Vorfeld versuchen, Anerkennung für ihre eigenen famosen Erfolge zu bekommen. Auf diese Weise fühlt sich Trauer weniger wie der bevorstehende Verlust eines geliebten Menschen an, sondern eher wie ein Akt der Plünderei. Es wird wohl genau dieses Phänomen gewesen sein, das einen Verwandten überkam, als er überraschend vorschlug, uns seinen neuen Sportwagen zu zeigen. Vielleicht fand er diesen Vorschlag ganz besonders hilfreich und glaubte, dass er die perfekte Gelegenheit gefunden hatte, um mit seinem neuen Spielzeug etwas Gutes zu tun.

Ich weiß, es steckt kein böser Wille in all dieser Bedürftigkeit – aber sie ist reichlich bei Leuten anzutreffen, die davon ausgehen, dass unsere Familie, nur weil sie in einer Krise steckt, diese Art von emotionaler Müllentsorgung akzeptiert. Die Vorstellung, dass der Tod tatsächlich in einem Leben möglich ist, scheint nämlich Panikwellen auszulösen, die manche Leute dazu bringen, die Arme um ihre Besitztümer zu schlingen, weil sie nach etwas Dauerhaftem und Verlässlichem suchen – vielleicht etwas aus Chrom oder aus geformtem Polypropylen oder Teakholz. Jetzt, wo ich sterbe, bemerke ich das so oft: Ein Blick auf meinen gebrechlichen Körper genügt, und die Augen des Besuchers drehen sich wie die Walzen in einem Glücksspielautomaten, bis sie bei zwei Bildern ihrer selbst stoppen, mit dem Versprechen einer Auszahlung, die nie erfolgt.

Eine der alarmierendsten Erfahrungen war die Erkenntnis, wie schwer es meiner Mum fällt, mich zu pflegen, oder ihre Unfähigkeit, sich zu entkrampfen und etwas Zärtlichkeit zu vermitteln; wie unnatürlich das für sie ist; wie sie die Hand ausstreckt, um mich oder Gill und auch ihre Enkelkinder zu umsorgen, aber immer danebengreift und stattdessen bei sich selbst landet. Mir graut vor ihren Besuchen, wegen des Entsetzens, das immer über ihr Gesicht huscht, wenn sie mich erblickt. Sie sieht die Fürsorge und Liebe, die andere uns zeigen, aber eine leise innere Stimme flüstert von Töpfen mit bunten Süßigkeiten auf hohen Regalen, von etwas Kleinem und Zuckerigem, das sie ihr Leben lang wollte, aber nie bekommen hat. In ihrer Fürsorge schwingt ein Neid mit, von dem ich weiß, dass sie ihn selbst missbilligt, aber nicht verhindern kann. Und jetzt, wo ich schwach und verletzlich bin, ist mir klar, dass viele Menschen selbst so wenig umsorgt worden sind, dass es für sie unmöglich geworden ist, anderen echte Zuwendung zu zeigen.

Ich erkenne, dass wir alle Teil eines gesellschaftlichen und familiären Konstrukts sind, das einfach nicht funktioniert und das genau dann nicht funktioniert, wenn es am besten funktionieren sollte. Bei den beiden jüngsten

Todesfällen in meiner Familie fand beim ersten nicht mal eine Beerdigungsfeier statt, und beim zweiten wurde potenziellen Trauergästen empfohlen, ihren hektischen Alltag nicht extra zu unterbrechen, weil eine Teilnahme an der Beerdigung weder erwartet werde noch notwendig oder, wie es schien, erwünscht sei. Wann immer ich in diesem Land auf Trauerfeiern war, fanden sie in irgendwelchen winzigen Krematoriumskapellen statt, in denen fünf oder sechs fahlgesichtige Trauernde in einen Raum gezwängt waren, der an die Umkleide eines Freibads erinnerte. Und dann strömten alle in die nächste Raststätte, sodass der Versuch eines kollektiven Andenkens auf eine graue Brühe reduziert wurde, die irgendwo auf der M25 in einem Becherhalter herumschwappte. Beziehungen auf diese Weise zu leben, ist ungefähr so, als würde man für sein Leben gern Bücher lesen, aber immer die letzten fünf Seiten auslassen – sodass Geburten und Hochzeiten gefeiert werden, aber der Tod bestenfalls mit einer E-Mail gewürdigt wird.

Der Gedanke erscheint mir am einleuchtendsten, wenn ich an die Witwe meines kanadischen Onkels denke, deren Wärme und Zugewandtheit einen extremen Kontrast darstellen. Es war nicht notwendig, mit dieser betagten entfernten Verwandten zusammenzukommen, die Korrespondenz mit ihr genügt, um zu spüren, dass ihre Arme uns umschließen – dass sie die verschiedenen Erfahrungen, die Gill und unsere Kinder durchmachen, einfühlsam mitempfindet. Und wenn ich darüber nachsinne, warum sie sich in unserem Leben so von anderen abhebt, wird mir klar, dass sie bereits weiß, was Verlust bedeutet – dass sie meinen Onkel viele Jahrzehnte lang geliebt hat und seit weiteren zwei Jahrzehnten mit der Leere lebt, die er hinterließ. Ich glaube nicht, dass der Tod ihr Angst macht oder irrelevant erscheint, weil er etwas überaus Vertrautes geworden sein muss, das sie kennt und mit dem sie lebt.

Auffallend viele Freunde, die uns weiterhin nahestehen, stammen aus irischen Familien – aus einer Kultur, in der die Erfahrung von Verlust und Trauer enger in das soziale Gefüge eingeflochten ist. Vielleicht muss man in einer solchen Kultur nicht notwendigerweise eine alte Witwe sein, die tagtäglich mit einem gewaltigen Verlust lebt, weil Geschichten vom Verlust geliebter Menschen weitverbreitet und allgemein akzeptiert sind, sodass es natürlicher ist, für einen Menschen an dessen Lebensende da zu sein. Ich frage mich, ob Familien oder Gemeinden oder ganze Gesellschaften vielleicht deshalb scheitern, weil die notwendige Unermesslichkeit der Liebe und des Verlustes fehlt oder im Schwinden begriffen ist. Die wunderbaren vulkanischen, schneebedeckten, von den Gezeiten geformten Landschaften, die ansonsten in den weiten Fernen des Lebens sichtbar bleiben, werden einfach ignoriert oder als Fiktion gedeutet oder für *später mal* in eine Schublade gepackt. Diese imposanten Landschaften werden natürlich unweigerlich irgendwann erreicht, aber nie für ihre Erhabenheit bewundert. Man stolpert oder fällt einfach hinein, mitten im Urlaub oder während einer Fernsehsendung oder beim schmackhaften Mittagessen.

Die Menschen in unserem Leben haben sich getrennt wie Öl und Wasser. Auf der einen Seite sind diejenigen, die bei ihren Besuchen kistenweise ihre eigenen abgepackten Bedürfnisse mitbringen. Auf der anderen sind die glücklicheren Individuen, für die der Gedanke an Verlust nah oder vertraut ist und die zu irgendeinem Zeitpunkt ihres Lebens gespürt haben müssen, dass schonend mit ihren Verletzlichkeiten umgegangen wurde. Manche Leben scheinen weniger von Angst geprägt zu sein, und es ist frappierend, diesen Unterschied zwischen Menschen zu sehen: wie manche in unser Leben kommen und offenbar so viel mehr bemerken; Leute, die uns besuchen und sich die Zeit nehmen, um mitzudenken und wahrzunehmen, oder die sehen, dass die Spülmaschine ausgeräumt werden muss, oder die sich einfach auf den Teppich knien und mit den Jungs spielen, damit Gill mal schlafen oder duschen kann.

Ich bin den Freunden dankbar, die bei mir sitzen und meine schwache Hand halten, ohne zurückzuschrecken. Ich bin mir nicht sicher, ob ich je einer von ihnen hätte sein können – ob ich je das Verständnis oder die Kraft hatte, so souverän zu sein. Falls es möglich ist, am Ende des Lebens ebenso inspiriert zu werden wie am Anfang, dann ist mir genau das widerfahren. Ich habe mitbekommen, wie andere sich ihr Leben und Sterben vorstellen, und nun ist das Teil der Geschichte meiner eigenen kleinen Familie geworden. In gewisser Weise sind diese Leute Kosmologen, weil sie die Zeit messen, die das Licht ferner Sterne für den Weg bis zu uns braucht; im Grunde dient auch das der Erkenntnis, dass das Leben kurz ist. Und dass mein Leben aus dieser Entfernung gemessen auch nicht kürzer ist als ihr eigenes.

Ich hatte vor, meine Asche im Naturschutzgebiet Sydenham Hill Wood verstreuen zu lassen, weil es der Ort ist, den ich am stärksten mit Tom und meinen Erfahrungen als Vater verbinde. Am Rande des Waldgebiets liegt die Kirche St. Stephen's, in der Gill und ich getraut wurden. Doch dann erzählte mir jemand, dass ich in dem Wald ganz in unserer Nähe hier in Hampstead bestattet werden könnte.

An einem nassen Dezembernachmittag fuhr mich ein Mann dorthin, der früher im East End Luxushandtaschen entworfen hatte. Er siedelte in dem Wald erneut einheimische Bäume und Pflanzen an und setzte sich für natürliches Waldmanagement ein, wovon ich keine Ahnung habe, was sich aber wie eine gute Sache anhört. Es regnete heftig, als Gill und unser Guide ausstiegen, um sich umzuschauen. Ich sah Gill vor dem Wagen vorbeigehen und nach rechts aus meinem Gesichtsfeld verschwinden. Ich kann den Kopf nicht drehen, aber sie werden wohl zu einer Lichtung im Wald gegangen sein, um sich den Begräbnisplatz anzusehen. Ich saß da und blickte durch den Regen auf eine Wiese vor mir. Wenige Minuten später hörte ich eine Wagentür hinter mir und eine weitere neben mir aufgehen, und zwei durchnässte Gestalten stiegen wieder ein.

Als Gill und ich erstmals unsere Testamente aufsetzten, bestimmten wir, dass unsere Asche im indischen

Himalaja verstreut werden sollte. Nicht unbedingt eine Entscheidung, die jemand mit einer ausgewogenen Vorstellung von der eigenen Sterblichkeit treffen würde. Es klingt eher wie eine Option für eine Wette oder für etwas, das mit hoher Wahrscheinlichkeit nicht eintreten wird. Gill war es, der die Idee eines Waldgrabes in der Nähe unseres Wohnorts spontan zusagte. Auf dem Begräbnisplatz wachsen Glockenblumen, und ich möchte gerne eine Bank über meinem Grab haben. Der Manager schlug vor, meine Grabstelle exakt zu markieren, aber die Idee gefiel mir nicht. Allerdings wäre eine Rampe am Ende meiner Bank nicht schlecht, um Spielzeugautos ins Unterholz katapultieren zu können. Gill gefällt die Vorstellung, mit den Jungs hierherzukommen, und es gibt viele Spazierwege in alle Richtungen. Es ist kein Friedhof im herkömmlichen Sinne, denn es gibt keine Grabsteine, alles entschwindet einfach und wird Teil des Waldes.

Ich bin dabei zu entschwinden, und diese überirdische Arbeit fühlt sich an, als gehörte sie zu der Vorbereitung auf die bevorstehenden granularen Veränderungen. Diese *Verlangsamung* ist wahrscheinlich allen gemeinsam, die die Zeit haben, das Sterben wirklich wahrzunehmen. Es fühlt sich an wie ein leichter Abfall sowohl der Temperatur als auch des Geräuschpegels. Es ist ein Langsamerwerden, was wiederum dazu führt, dass alle anderen sich scheinbar sehr viel schneller bewegen: Gill, meine Kinder, der Postbote, Frida – der Hund meines Freundes. Mich verbindet nichts mehr mit ihrem Tempo. Es ist eine allmähliche Einführung in die Kunst, *still* zu sein, und sie ist nicht jäh und brutal, wie für viele andere. Ich denke, das ist ein Aspekt meiner Krankheit, der nicht genug gewürdigt wird: die Tatsache, dass sie einen Menschen in die Lage versetzt, sich dem Augenblick sachte anzunähern, wie eine Art Übungslauf, um den Übergang so sanft wie möglich zu machen.

Ankünfte

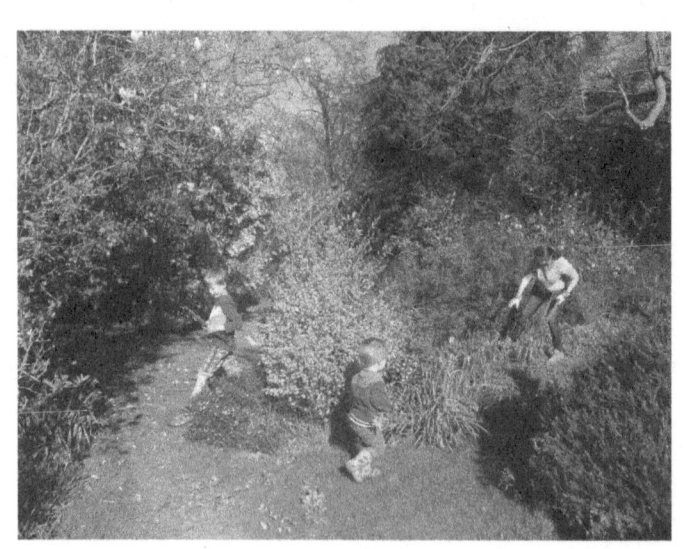

Vor zehn Monaten, nachdem wir den Bungalow das erste Mal besichtigt hatten, waren wir heimlich zu dem leeren Haus gefahren und an ihm vorbei in den großen Garten geschlichen, in dem eine riesige Esche aufragte. Etwas weiter hinten, in dem Wald, der an den Garten grenzte, stand eine weitere kleinere Esche.

Wir traten durch ein kaputtes Holztor am Ende des Gartens, um das Waldgebiet mit seinem tiefen Bachlauf zu erkunden. Von den Bäumen und dem Bach war mir erzählt worden, aber das Gelände hinter unserem Garten fällt so steil ab, dass es für mich schon bei unserer ersten Besichtigung im letzten Sommer unzugänglich war, obwohl ich da noch an Krücken gehen konnte. Bei dem ersten Besuch damals war Tom im Bach schwimmen gegangen, während ich auf dem Grundstück eines Hauses wartete, das uns noch nicht gehörte. Ich weiß noch, dass ich zuerst Gills orange Bluse in einer grünen, alles verhüllenden Masse verschwinden sah, dann Tom, dann Jimmy. Ich sah Tom lautlos zwischen den Bäumen verschwinden, doch er kam verändert zurück, als ein jubelndes, glückliches Kind, das hinter dem grünen Samtumhang eines Zauberers auftaucht – untenrum schlammbespritzt, obenrum triefend nass, und seine schmale nackte Brust pulsierte und bebte wie ein kleiner Verbrennungsmotor, der ihn antrieb und seine Zähne klappern ließ.

Seit nunmehr fünf Monaten ist der Bungalow eine Baustelle, und ich bin auf Toms Berichte angewiesen, die er mir nach seinen Samstagsbesichtigungen mit Gill und Jimmy über den Fortschritt der Arbeiten liefert. Trotz der angeblich kaum zu vermeidenden Probleme bei derlei Bauprojekten haben wir bislang nicht einen einzigen Anlass für Reibereien oder Ärger erlebt. Stattdessen schuften unsere drei Bauarbeiter im Hintergrund mit all der Sorgfalt, Aufmerksamkeit und Hingabe von drei riesigen, staubigen *Müttern*, die sich in unserer Abwesenheit mit schwieligen Händen abplagen und sich Gedanken darum machen, wie dieses neue Zuhause aussehen soll. Im Laufe der Monate ist deutlich geworden, dass unsere drei riesigen Mütter nicht bloß einen Anbau für uns fertigstellen, sondern ein echtes Zuhause herrichten; wie jede Mutter – oder wie drei kolossale, Holz spaltende, Mauern hochziehende, Nägel einhämmernde Mütter – denken sie darüber nach, was wir brauchen oder uns wünschen werden oder was dazu beiträgt, dass wir uns rundum wohlfühlen können.

Ich habe die Erfahrung gemacht, dass jeder von uns eine Mutter sein kann, wenn es wirklich nötig ist, oder ein Vater oder was auch immer von uns gebraucht wird – dass *nur* ein Freund zu sein, ganz am Anfang unserer Vorstellungskraft liegt. Vor zehn Monaten wurden wir von bislang ungeahnten Müttern und Vätern aus Portugal zurückgeholt, und seitdem haben genug Menschen uns beigestanden und uns den nötigen

Rückhalt gegeben, damit wir uns zu Hause und aufgehoben fühlen können. Leute, die uns nahezu fremd waren, und einige von denen, die wir fast unser ganzes Leben lang kennen, haben uns zugehört, uns gestützt, ermutigt und gerettet.

In den letzten fünf Monaten war unser zukünftiges Zuhause für mich eine fotografische Fiktion – bestehend aus Fotos von Tom und Jimmy, wie sie auf Holzstapeln sitzen und Sandwiches essen oder in Gummistiefeln durch die Rinnen waten, die für das Betonfundament ausgehoben werden. Der Winter davor war die Bungalow-Zeit, geprägt von einer vorbereitenden Bungalow-Gartenarbeitsparty, einem Bungalow-Kuchen, Bungalow-Witzen, Bungalow-Neckereien und endlosen unterschiedlichen Bungalow-Träumen in vielerlei Farben. Jetzt jedoch, nachdem wir dicht an dicht in einem einzigen Cottage-Zimmer geschlafen haben, nach all dem körperlichen Niedergang, war es endlich so weit, dass wir im Konvoi vom Hospiz zu unserem fertigen Haus fuhren, Tom und ich im Rollstuhltaxi, Gill und Jimmy im Auto dahinter.

Wir kamen an, und die Jungs rannten schnurstracks hinein, wie zwei Wiesel, die aus einem Kartoffelsack purzelten, aber als ich die große Glastür zum Garten hin erreichte und im Hintergrund die riesige Esche sah, fing mein Körper an zu zucken und zu beben, und eine alte Flutwelle brandete in mir auf und bog mich mit ihrer Wucht nach vorne.

Eines der Dinge, die ich beobachtet habe, ist, dass jedes Gesicht einen ganz typischen Ausdruck annimmt, wenn die Tränen kommen; oder genau an dem Punkt des volatilen Energieflusses, unmittelbar nach dem Moment, an dem die Tränen nicht mehr zurückgehalten werden können. Mein eigenes Gesicht kräuselt sich von den Seiten nach innen, und ich berühre mit einer Hand eine Stelle genau über meiner linken Augenbraue, als wollte ich die seelische Erschütterung einpacken und wegräumen, bevor andere sie bemerken. Ich habe die Theorie aufgestellt, dass unsere Gesichter, ganz gleich, wie weit wir es im Leben gebracht haben, in diesem Moment eine Erinnerung oder einen Beweis oder eine Spur ursprünglicher Gefühle erkennen lassen. Und es spielt keine Rolle, ob die Tränen durch Schmerz ausgelöst werden oder durch Erleichterung – wie meine in dem Fall –, denn unsere Gesichter wurden sehr viel früher, in einer fernen Zeit unseres Lebens, für diese Augenblicke geformt.

Gill war mir ins Haus gefolgt, und ihr eigenes Gesicht löste sich auf, als sie sich quer über meinen Rollstuhl zu mir nach vorne beugte. Es ist sehr schwer, jemanden zu küssen oder gar zu umarmen, wenn er in einem Elektrorollstuhl sitzt. Es gelingt nur, indem man sich wie der verzweigte Stamm eines ausgewachsenen Baumes ausbreitet und um und durch die Hindernisse wächst, die eine wattierte Armlehne oder ein vorstehendes Bedienungsfeld darstellen. Unsere Oberkörper kreuzten sich, und nach wenigen Augenblicken hatte sich mein schwächeres Zwerchfell mit Gills abgestimmt. Wir verharrten gefühlt mehrere Minuten lang so.

Diese Emotionen unterschieden sich stark von denen, die bei meinem Freund und geliebten Onkel, Doktor Tiago, in mir aufgewallt waren, aber sie schienen eindeutig am anderen Ende jener Zeit zu liegen. Unser Bungalow war unendlich weit entfernt von Doktor Tiagos Wasserkraftwerk, aber ich stellte mir vor, dass er in diesem Moment bei uns hätte sein können. Dass er vielleicht sogar derjenige hätte sein können, der uns die Tür zum Bungalow öffnete und mit der großherzigen Wärme seines Lächelns eine ausladende Handbewegung machte, um uns zu signalisieren, dass wir endlich angekommen waren.

Und während Gill und ich ineinander verschränkt waren wie zwei verschlungene, eigenwillige Zweige, wäre er dicht hinter unsere gebrochenen und gekrümmten Oberkörper getreten, hätte mit einem Kopfnicken nach draußen auf die Bäume geblickt, sein Lächeln ungetrübt und unbeschädigt, und unsere zuckenden Schultern mit seinen breiten Onkelhänden umfasst, um all die Energie mit dem Wissen und dem Bewusstsein aller großen Wasserkraftingenieure fließen zu lassen.

Ich bin mir nicht sicher, aber ich glaube, dass Doktor Tiago an diesem Punkt diskret einen Schritt nach hinten gemacht hätte, um zur Feier des Tages eine Rede zu halten. Mehr als jeder andere hätte er diesen Moment ermessen können. Gelegentlich hätte er nach draußen geblickt und auf Aspekte der *Natur* gedeutet, wenn er gefunden hätte, dass solche Verweise den Tenor dessen, was er uns sagen wollte, besser erhellen könnten. Es wäre nicht ganz klar gewesen, ob seine Rede sich an jemand Bestimmtes richtete und, falls ja, an wen, aber da Gill und ich aneinandergedrückt und ineinander verflochten waren, hätte es sich richtig angefühlt, dass jemand mit seiner Autorität in unserem Leben zurückgekehrt war, um diese verheißungsvolle Veränderung unserer Situation zu würdigen, indem er unsere Geschichte erzählte.

Wie ich von Anfang an gewusst hatte, war er ein Mann, der alles Mögliche für uns hätte sein können: Arzt, Ingenieur, Onkel. Er hätte jemand in der Wüste sein können, der uns eisgekühltes Kokoswasser verkauft, und vielleicht war er genau das. Es gibt Menschen, die alles sein können. Jeder kennt so eine Person. Man erkennt sie an dem auffälligen feuchten Glanz in ihren Augen und an ihrem Gesicht, bei dem alle Bestandteile in völligem Einklang agieren, was für ein Gesicht etwas äußerst Seltenes und Abgeklärtes ist. Es ist ein Glücksfall, eine solche Person genau dann im eigenen Leben zu haben, wenn man sie am meisten braucht, aber wenn dem nicht so ist oder wenn das Timing nicht passt, ist es ganz besonders wichtig, sie zu erfinden.

Und ich bin sicher, nach einem kurzen Räuspern hätte Doktor Tiago damit begonnen, von seiner Begegnung mit diesem seltsam deplatzierten englischen Ehepaar in seinem Behandlungszimmer zu erzählen, und er hätte seine Erinnerung an unsere gemeinsamen Erlebnisse mit einer Nadel geschildert. Sein Tonfall wäre anfangs locker-flockig gewesen, mit einer heiteren Erwähnung meines schiefen Gesichts, das ihn derart

abgelenkt hatte, dass er die wahre Natur meiner Erkrankung zunächst nicht erkannte.

Wahrscheinlich hätte er unsere zahlreichen nachfolgenden und temporären Wohnungen erwähnt, nur um
die gebührende letzte Bleibe mit ihrer Aussicht auf
Garten und Wald zu rühmen, die wir bezogen hatten.
Und schließlich hätte er in einem gemessenen Ton, der
gekonnt tiefen Ernst und große Freude in sich vereinte,
sein abwesendes Publikum daran erinnert, dass dieser
unser Neubeginn – wie jede Ankunft im Leben – auch
ein Ende war. Dass wir als arg angeschlagene vierköpfige Familie hier angekommen waren, diesen Ort aber
eines Tages – in einigen Jahren – als etwas Kleineres
oder Andersartiges verlassen würden, als etwas, bei
dem nicht mehr alle Einzelteile vollkommen intakt
waren.

An diesem Punkt hätte er eine Pause eingelegt und
nicht nur die Lippen, sondern sein ganzes Gesicht zu
einem Lächeln verzogen, das selbstverständlich seine
übliche Wärme ausgestrahlt hätte. Und so, wie ich
Doktor Tiago kennenlernen durfte, zweifle ich kaum
daran, dass er zu guter Letzt deutlich machen würde,
unser späterer *nicht vollzähliger* Abschied von diesem
Ort wäre ein Schicksal, das in der ein oder anderen
Form letztlich von ihm selbst und allen Anwesenden
beziehungsweise Nicht-Anwesenden geteilt werden
würde.

Als meine Augen sich klärten und nachdem Gill sich
wieder aufgerichtet hatte, bot sich uns ein ganz anderer
Ausblick auf die große Esche. Es war Mitte März, und

ihre kahlen, muskulösen Äste wippten und schwankten in viele Richtungen, wie die Tentakel eines mythischen Seeungeheuers. Ich sah das Moos und die Narzissen, die rings um ihren mächtigen Stamm wuchsen, schaute dann nach oben, wo sich der dicke Hals eines der Hauptäste krümmte, und innerhalb des verästelten Gewirrs bemerkte ich die ganz kleine dunkle Pupille eines Lochs in der glatten Mandelform des nackten Holzes.

Toms rotes T-Shirt kam in Sicht, und dann verschwand das Rot hinter einem großen Gebüsch, aber ich konnte Toms Kopf sehen, der über das Blattwerk ragte. Ich blickte noch weiter, in den entlaubten Wald hinein, in dessen Tiefe die gesprenkelte Hintergrundfarbe des Himmels zu sehen war, und dann eine Bewegung im Vordergrund: Jimmys blaue Gummistiefel.

Danksagung

Hunderte haben zu der Spendensammlung beigetragen, die es uns ermöglichte, vom Gipfel eines portugiesischen Berges zu einem ruhigeren Leben in Großbritannien zurückzukehren. Ich wünschte, ich könnte alle namentlich nennen.

Die unten erwähnten Personen haben unser Familienleben auf einzigartige und einfallsreiche Weise unterstützt. Sie alle haben uns wahrgenommen und bildeten das Netzwerk, das wir dringend brauchten. Sie werden immer Teil unserer Geschichte sein.

Julia & Ed Banks, Xin & Jessie Zhu, Cinead O'Sullivan, Emma Collins, Paul Edge, Susan Edge, Jason Silk, Leigh Short, Kim Wilson, Sam Goodwin, Kayode Adeniji, Matthew Quint, das Pflegepersonal von Station E6 des Queen Alexandra Hospital in Portsmouth, Roisin O'Sullivan, Mandy & Dennis O'Sullivan, Emma Gilgunn-Jones, Peter Lamb, Simon Lace & Familie, Lucy Elphinstone, die Mitarbeiterinnen und Mitarbeiter sowie der Schüler- und Elternrat der Francis Holland School (SW1), Natasha Warne, Nicola Morrill & Familie, Kim Archer, Ashley Tong, Deborah Gosling, Helen Vickery, Sarah Wolverson, Phil Desmules, Sonja & John Doris, Manjeet & Russ Turner, Kate Fismer, Father Bernhard Schunemann, Mary-Ann Ridgeway, Yasmin Page, die Mitarbeiterinnen und Mitarbeiter sowie der Elternrat der Inwoods Small School, Sarah Lowson, Mariamah Mount, Emma Ball, Nat Segnit, Louise Morley, Isabel Ferreira, Suzanne Cook, Simon & Victoria Cobden, Brian Sawkins, Heather Woodrow, Ellie Lloyd, Mary Goldberg, Stephanie Tyrer, Stephanie Pattenden, Miranda & Roderick Williams, Joel Cadbury, Orpha Phelan, Phil Williams, Anna Mayer, Tom Macken, Alex & Suz Crichton-Stuart, Elina Borin, Joy Coughlan, Andy Salter, Chris Weitz, Lilita Grinberga, Dan Gent, Giuseppe Rufini, Laura Camfield, Lousie Cartledge.